Anna Kopczak

Transnitrosierungen durch Vitamin C, Adrenalin und Serotonin

Anna Kopczak

Transnitrosierungen durch Vitamin C, Adrenalin und Serotonin

NO-Freisetzung durch Vitamin C, Adrenalin und Serotonin aus N-nitrosierten Tryptophan-Derivaten

Südwestdeutscher Verlag für Hochschulschriften

Impressum/Imprint (nur für Deutschland/only for Germany)
Bibliografische Information der Deutschen Nationalbibliothek: Die Deutsche Nationalbibliothek verzeichnet diese Publikation in der Deutschen Nationalbibliografie; detaillierte bibliografische Daten sind im Internet über http://dnb.d-nb.de abrufbar.
Alle in diesem Buch genannten Marken und Produktnamen unterliegen warenzeichen-, marken- oder patentrechtlichem Schutz bzw. sind Warenzeichen oder eingetragene Warenzeichen der jeweiligen Inhaber. Die Wiedergabe von Marken, Produktnamen, Gebrauchsnamen, Handelsnamen, Warenbezeichnungen u.s.w. in diesem Werk berechtigt auch ohne besondere Kennzeichnung nicht zu der Annahme, dass solche Namen im Sinne der Warenzeichen- und Markenschutzgesetzgebung als frei zu betrachten wären und daher von jedermann benutzt werden dürften.

Coverbild: www.ingimage.com

Verlag: Südwestdeutscher Verlag für Hochschulschriften GmbH & Co. KG
Heinrich-Böcking-Str. 6-8, 66121 Saarbrücken, Deutschland
Telefon +49 681 37 20 271-1, Telefax +49 681 37 20 271-0
Email: info@svh-verlag.de

Zugl.: Essen, Universität Duisburg-Essen, Dissertation, 2008

Herstellung in Deutschland (siehe letzte Seite)
ISBN: 978-3-8381-3264-8

Imprint (only for USA, GB)
Bibliographic information published by the Deutsche Nationalbibliothek: The Deutsche Nationalbibliothek lists this publication in the Deutsche Nationalbibliografie; detailed bibliographic data are available in the Internet at http://dnb.d-nb.de.
Any brand names and product names mentioned in this book are subject to trademark, brand or patent protection and are trademarks or registered trademarks of their respective holders. The use of brand names, product names, common names, trade names, product descriptions etc. even without a particular marking in this works is in no way to be construed to mean that such names may be regarded as unrestricted in respect of trademark and brand protection legislation and could thus be used by anyone.

Cover image: www.ingimage.com

Publisher: Südwestdeutscher Verlag für Hochschulschriften GmbH & Co. KG
Heinrich-Böcking-Str. 6-8, 66121 Saarbrücken, Germany
Phone +49 681 37 20 271-1, Fax +49 681 37 20 271-0
Email: info@svh-verlag.de

Printed in the U.S.A.
Printed in the U.K. by (see last page)
ISBN: 978-3-8381-3264-8

Copyright © 2012 by the author and Südwestdeutscher Verlag für Hochschulschriften GmbH & Co. KG and licensors
All rights reserved. Saarbrücken 2012

Inhaltsverzeichnis

		Seite
Inhaltsverzeichnis		1 - 2

1	**Einleitung**	**3 - 8**
1.1	Die Bedeutung von Stickstoffmonoxid (NO)	3
1.2	Nitrosierte Tryptophan-Derivate	5
1.3	Die Zielsetzung der Arbeit	7

2	**Material und Methoden**	**9-17**
2.1	Material	9
2.1.1	Chemikalien	9
2.1.2	Lösungen	10
2.1.2.1	Phosphatpuffer	10
2.1.2.2	N-Acetyl-N-nitrosotryptophan (NANT)-Lösung	10
2.1.2.3	N-Nitrosomelatonin (NOMela)-Lösung	10
2.1.2.4	Ascorbinsäure-Lösung	11
2.1.2.5	Laufpuffer für die Kapillarelektrophorese	11
2.1.2.6	Kalibrierlösung für die NO-Elektrode	11
2.1.2.7	Griess-Reagens zur Nitrit-Messung	11
2.2	Methoden	11
2.2.1	Herstellung von N-Acetyl-N-nitrosotryptophan (NANT)	11
2.2.2	Herstellung von N-Nitrosomelatonin (NOMela)	12
2.2.3	Spektrophotometrische Messungen	12
2.2.4	NO-Detektion über die NO-Elektrode	13
2.2.5	NO-Detektion über den NO-Fänger FNOCT-4	14
2.2.6	Fluoreszenz-Messungen zur Bestimmung der NAT-Konzentration sowie zeitgleiche photometrische NANT-Messung	14
2.2.7	Nitrit-Messung	15
2.2.8	Messungen an der Kapillarelektrophorese	15
2.2.9	NMR-Messungen	15
2.2.10	ESR-Messungen	16
2.2.11	Banden-Identifikationssoftware	17

2.2.12	Quantenchemische Berechnungen	17
2.2.13	Experimente unter Hypoxie	17
2.3	Statistik	17

3.	**Ergebnisse**	**18-65**
3.1	Abnahme des nitrosierten Tryptophan-Derivates NANT bzw. NOMela	18
3.2	Freisetzung von NO und seinen Folgeprodukten	20
3.3	Bildung der nicht-nitrosierten Form NAT/Melatonin	29
3.4	Identifizierung von weiteren Produkten	35
3.5	Hinweise auf die Reaktionsordnung	48
3.6	Unerwartete Reaktionen	57

4.	**Diskussion**	**66-78**
4.1	Allgemeiner Reaktionsmechanismus von nitrosierten Tryptophan-Derivaten und physiologischen Substanzen mit aktivierter Hydroxylgruppe	66
4.2	Besonderheiten und Unterschiede der aktivierten Hydroxylgruppen	68
4.3	Perspektiven für eine mögliche physiologische Bedeutung	76
4.4	Perspektiven für eine mögliche pharmakologische Anwendung	77

5.	**Zusammenfassung**	**79**

6.	**Literaturverzeichnis**	**80-84**

7.	**Anhang**	**85-90**
7.1	Abkürzungsverzeichnis	85
7.2	Zusätzliche Schemata und Tabellen	86

	Danksagung	**91**

1 Einleitung

1.1 Die Bedeutung von Stickstoffmonoxid (NO)

Stickstoffmonoxid (NO) übernimmt als kurzlebiges Signalmolekül verschiedene wichtige physiologische Funktionen, z.b. als Vasodilatator, als Neurotransmitter, bei der Inhibition der Thrombozytenaggregation sowie bei der Aktivierung von Makrophagen (Moncada, Palmer *et al.*, 1991). Die medizinische Bedeutung stieg seit 1987 durch die Identifikation von Stickstoffmonoxid als „endothelium derived relaxing factor" (EDRF) durch die Arbeitsgruppen um Ignarro (Ignarro, Buga *et al.*, 1987) und Moncada (Palmer, Ferrige *et al.*, 1987).

Pharmakologisch wurden Stickstoffmonoxid generierende Substanzen, wie Glyceroltrinitrat (Nitroglycerin) und Amylnitrit, als vasodilatative Medikamente zur Behandlung der Angina Pectoris bereits seit 1867 eingesetzt (Brunton, 1867), ohne dass der Wirkmechanismus dieser Substanzen bekannt gewesen wäre. Erst im Jahr 1977 entdeckte die Arbeitsgruppe um Murad (Katsuki, Arnold *et al.*, 1977), dass die Wirkung von Glyceroltrinitrat auf der Freisetzung von Stickstoffmonoxid beruht, welches zur Vasodilatation glatter Gefäßmuskulatur führt.

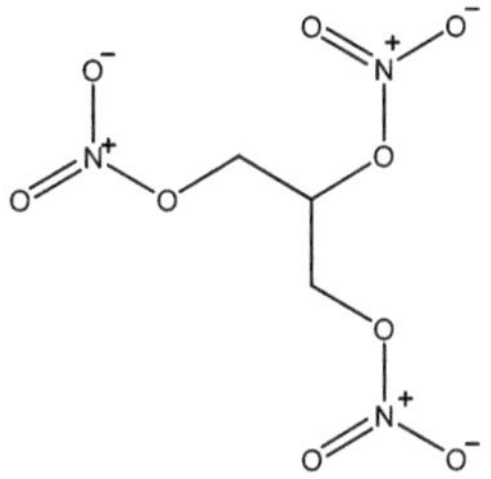

Abb. 1: Strukturformel von Glyercoltrinitrat (Nitroglycerin)

Stickstoffmonoxid ist ein kurzlebiges Radikal mit einer geschätzten Lebensdauer von ca. 2 s im Gewebe (Thomas, Liu *et al.*, 2001). Die Diffusionsstrecke beträgt ca. 100 bis 200 µm (Wood, Garthwaite, 1994, Lancaster, 1994). Damit kann NO eine Diffusionsstrecke von mehreren Zell-Längen zurücklegen. Es wird *in vivo* enzymatisch durch die NO-Synthase produziert, indem die Aminosäure *L*-Arginin zu den Produkten Citrullin und NO oxidiert wird (Palmer, Ashton *et al.*, 1988).

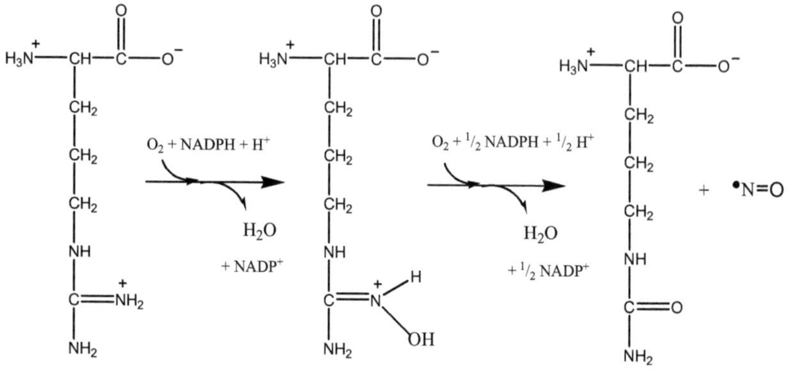

Einleitung

$$\text{L-Arginin} \xrightarrow[+ \text{NADP}^+]{O_2 + \text{NADPH} + H^+ , \; -H_2O} \text{N-Hydroxy-L-Arginin} \xrightarrow[+ 1/2 \text{NADP}^+]{O_2 + 1/2 \text{NADPH} + 1/2 H^+ , \; -H_2O} \text{L-Citrullin} + {}^\bullet N=O$$

Schema 1: Enzymatische Bildung von NO aus der Aminosäure Arginin

Mittlerweile sind drei Isoformen der NO-Synthase bekannt: die neuronale Form (nNOS, Typ I), die induzierbare Form (iNOS, Typ II) sowie die endotheliale Form (eNOS, Typ III) (Moncada, Palmer et al., 1991). Aufgrund der nur kurzen Halbwertszeit *in vivo* stellt sich die Frage, ob es neben der enzymatischen NO-Entstehung weitere Formen der NO-Bildung gibt. Denkbar wäre z.b. eine Transport- oder Speicherform von NO, die eine wesentlich längere Halbwertszeit als NO selbst hat, aus der aber NO durch physiologische Mediatoren leicht freigesetzt werden kann. Unter diesem Aspekt wurden sowohl Nitrosierungsprozesse an Thiolen, als auch die chemischen Eigenschaften der korrespondierenden Produkte, der *S*-Nitrosothiole (RSNO), intensiv untersucht. Die Arbeitsgruppe um Stamler postuliert eine Zirkulation proteinogener RSNOs im humanen Hämoglobin (Jia, Bonaventura *et al.*, 1996) und Albumin, wobei letztere Verbindung in einer Konzentration von 7 µM im menschlichen Plasma vorhanden sein soll (Stamler, Jaraki *et al.*, 1992). Nach neueren Erkenntnissen, u.a. durch genauere Messmethoden, könnten auch *N*-nitrosierte Verbindungen eine bedeutende Transportform von NO im Blut sein (Wang, Tanus-Santos *et al.*, 2004). Harohalli *et al.* (Harohalli, Petersen *et al.*, 2002) und Zhang *et al.* (Zhang, Xu *et al.*, 1996) konnten zeigen, dass die Nitrosierung von humanem Albumin *in vitro* vorwiegend an einem Tryptophan an der Position 214 (Trp-214) und nicht an Thiolen wie Cystein-34 stattfindet. Daher besteht ein zunehmendes Interesse an den biochemischen und insbesondere an den NO-freisetzenden Eigenschaften von *N*-Nitrosotryptophanen.

1.2 Nitrosierte Tryptophan-Derivate

Als nitrosierte Tryptophan-Derivate mit potenzieller physiologischer Relevanz wurden bezüglich ihrer NO-Freisetzung *N*-Acetyl-*N*-nitrosotryptophan (NANT) (Abb. 2) und *N*-Nitrosomelatonin (NOMela) (Abb. 3) untersucht. Die Bildung von NANT bei einem physiologischen pH-Wert von 7,4 wurde von Kirsch *et al.* nachgewiesen (Kirsch, Fuchs *et al.*, 2003), eine Entstehung von NANT unter physiologischen Bedingungen ist daher möglich.

A

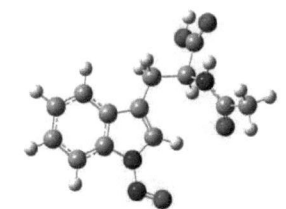

B

Abb. 2: Räumliche Darstellung der Atome (A) sowie Strukturformel (B) von *N*-Acetyl-*N*-nitrosotryptopan (NANT) (hellgrau = Kohlenstoffatom, weiß = Wasserstoffatom, dunkelgrau = Sauerstoff- bzw. Stickstoffatom)

Als weiteres relevantes Tryptophan-Derivat wurde die nitrosierte Form von Melatonin eingesetzt.

A

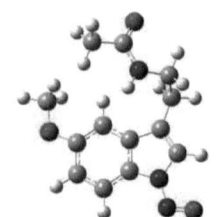

B

Abb. 3: Räumliche Darstellung der Atome (A) sowie Strukturformel (B) von *N*-Nitrosomelatonin (NOMela) (hellgrau = Kohlenstoffatom, weiß = Wasserstoffatom, dunkelgrau = Sauerstoff- bzw. Stickstoffatom)

Für beide Substanzen sind Transnitrosierungsreaktionen beschrieben worden (Kirsch, Korth, 2007), d.h. *N*-Nitrosotryptophan-Derivate können leicht NO (in Form von NO^+) auf ein biologisch relevantes Molekül übertragen. So sind nitrosierte Tryptophan-Derivate z.B. in der Lage, Thiole zu *S*-Nitrosothiolen zu nitrosieren (Sonnenschein, de Groot et al., 2004). Auch für unphysiologische Substanzen wie *n*-Butanol ist eine Reaktion mit NANT unter Bildung von *n*-Butylnitrit beschrieben worden (Bonnett, Nicolaidou, 1977). Bei diesem nicht-aktivierten Alkohol sind jedoch für die Transnitrosierung hohe Temperaturen von 80-90 °C erforderlich gewesen.

In der vorliegenden Arbeit wurde untersucht, ob aktivierte Hydroxylgruppen mit nitrosierten Tryptophan-Derivaten unter physiologischen Bedingungen reagieren. Als Substanzen mit aktivierten Hydroxylgruppen wurden insbesondere physiologisch bedeutsame Hormone und Vitamine ausgewählt. Dazu gehören:

Einleitung

- Vitamin C (Ascorbinsäure),
- Catecholamine wie Adrenalin und Dopamin; Brenzkatechin als Modellsubstanz für die Catecholamine,
- Serotonin mit seinen Derivaten, der Vorgängerform 5-Hydroxytryptophan und dem Abbauprodukt 5-Hydroxyindolessigsäure als Tryptophan-Stoffwechsel-produkte; Xanthurensäure als weiteres Tryptophan-Stoffwechselprodukt.

Weitere physiologische Substanzen wie Vitamin E besitzen ebenfalls aktivierte Hydroxylgruppen. Im Gegensatz zu den aufgelisteten Substanzen handelt es sich bei Vitamin E um eine lipophile Substanz, die daher gesondert betrachtet wurde (Müller, Korth et al., 2007).

1.3 Die Zielsetzung der Arbeit

In der vorliegenden Arbeit wurde die NO-Freisetzung aus nitrosierten Tryptophan-Derivaten durch Substanzen mit aktivierten Hydroxylgruppen untersucht, um damit einen alternativen, nicht-enzymatischen Mechanismus der NO-Bildung aufzuzeigen.

In Hinblick auf die Möglichkeit der NO-Freisetzung und damit einer vasodilatativen Wirkung der nitrosierten Tryptophan-Derivate wurden insbesondere vasokonstriktive Hormone wie Adrenalin und Serotonin betrachtet.

Unter den pathologischen Bedingungen eines neuroendokrinen Tumors mit Catecholaminproduktion, dem Phäochromozytom, sind ca. 10fach höhere Catecholamin-Konzentrationen als bei gesunden Probanden nachweisbar (Collste, Brismar et al., 1986), die Produktion von Catecholaminen kann zu Konzentrationen bis zu 200 nmol/l in der Nebennierenvene führen (Zweifler, Julius, 1982). Bedingt durch den Catecholamin-Exzess können Patienten mit einem Phäochromozytom lebensbedrohliche Blutdruckkrisen entwickeln (Brouwers, Lenders et al., 2003), die therapeutisch u.a. mit vasodilatativen Medikamenten behandelt werden. Serotonin ist seit 1948 als Vasokonstriktor bekannt (Rapport, Green et al., 1948). Analog zum Phäochromozytom werden bei Serotonin-produzierenden Tumoren, den Karzinoiden, erhöhte Serotonin-Konzentrationen bis zu 7 μmol/l beschrieben (Kema, Meijer et al., 2003).

Um diese starken vasokonstriktiven Hormone antagonisieren zu können, wurden sie in der Funktion als NO-freisetzende Stimuli für nitrosierte Tryptophan-Derivate untersucht. Damit wurde untersucht, ob durch diese (überschüssigen) Hormone der vasodilatative Mediator NO in Gegenwart von nitrosierten Tryptophan-Derivaten freigesetzt werden kann.

Einleitung

Ein Einfluss von Vitamin C auf die NO-Konzentration ist bisher nicht beschrieben worden. Da es sich bei Vitamin C formal um eine physiologische Substanz mit aktivierter Hydroxylgruppe handelt, wurde der Reaktionsmechanismus von nitrosierten Tryptophan-Derivaten zusätzlich zu den o.g. Substanzen mit Ascorbinsäure untersucht.

2 Material und Methoden

2.1 Material

2.1.1 Chemikalien

Sigma (Taufkirchen)	Adrenalin,
	Adrenochrom,
	Brenzkatechin (Catechol),
	Chelex 100,
	Dehydro-Ascorbinsäure,
	Diethylentriaminpenta-Essigsäure (DTPA),
	5,5-Dimethyl-1-pyrolin-N-oxid (DMPO),
	Dimethylsulfoxid (DMSO),
	Dopamin,
	5-Hydroxyindolessigsäure (HIAA),
	5-Hydroxytryptophan (HO-Trp),
	Melatonin,
	N-Acetyl-D,L-tryptophan (NAT),
	^{15}N-Ammoniumsulfat,
	Naphthylethylendiamin,
	Serotonin (5-Hydroxytryptamin, 5-HT),
	Sulfanilamid,
	Terephthalsäure,
	Xanthurensäure (XAN),
Aldrich (Sigma-Aldrich, Taufkirchen)	Dimethylsulfoxid-d_6 (d_6-DMSO)
Merck (Darmstadt)	Ascorbinsäure (Vitamin C)
Roche (Mannheim)	Superoxiddismutase (Rindererythrozyten)
Cambridge Isotope Laboratories Inc. (Andover, USA)	
	$^{13}C_6$-Brenzkatechin
Situs (Düsseldorf)	MAHMA/NO: (Z)-1-{N-methyl-N [6-(N-methyl-ammoniohexyl)amino]} diazen-1-ium-1,2-diolat,

PAPA/NO: (Z)-1-[N-(3-ammoniopropyl)-N-(n-propyl)amino]diazen-1-ium-1,2-diolat,

SPE/NO: (Z)-1-{N-[3-aminopropyl]-N-[4-(3-aminopropylammonio)butyl]-amino}diazen-1-ium-1,2-diolat

Alle Chemikalien waren von analytischer Reinheit und konnten daher ohne weitere Aufreinigung verwendet werden.

Der fluoreszierender NO-Fänger FNOCT-4 (fluorescent nitric oxide cheletropic trap) (Meineke, Rauen et al., 1999) wurde aus dem Institut für Organische Chemie, Universität Duisburg-Essen, Campus Essen zur Verfügung gestellt.

Nitrosiertes Glutathion (GSNO) wurde in der Arbeitsgruppe Kirsch, Institut für Physiologische Chemie, Universität Duisburg-Essen, analog der Angaben in Kirsch und de Groot (Kirsch, de Groot, 2005) synthetisiert.

2.1.2 Lösungen

2.1.2.1 Phosphatpuffer

Der 50 mM Phosphatpuffer wurde aus 50 mM KH_2PO_4 als schwache Säure sowie 50 mM K_2HPO_4 als konjugierte Base hergestellt. Der pH-Wert von 7,4 ± 0,1 wurde mittels Zusatz von 50 mM H_3PO_4 oder K_3PO_4 adjustiert. Um Schwermetall-Ionen aus der Pufferlösung zu eliminieren, wurde der Phosphatpuffer für mind. 12 h mit Chelex 100 (0,5 g Chelex in 15 ml Phosphatpuffer) versetzt und die Pufferlösung anschließend sorgfältig extrahiert.

2.1.2.2 N-Acetyl-N-nitrosotryptophan (NANT)-Lösung

Eine Stammlösung von 20 mM N-Acetyl-N-nitrosotryptophan (NANT) wurde mit 50 mM Phosphatpuffer aus dem synthetisierten Feststoff (s. 2.2.1) hergestellt. Die verdünnte Konzentration von 100 µM NANT wurde regelmäßig, spätestens nach 6 h, bei 335 nm photometrisch überprüft.

2.1.2.3 N-Nitrosomelatonin (NOMela)-Lösung

Eine Stammlösung von N-Nitrosomelatonin (NOMela) wurde mittels DMSO und Phosphatpuffer aus dem synthetisierten Feststoff (s. 2.2.2) hergestellt. Die verdünnte Konzentration von 100 µM

Material und Methoden

NOMela wurde regelmäßig mehrmals täglich, spätestens nach 6 h, bei 346 nm photometrisch kontrolliert.

2.1.2.4 Ascorbinsäure-Lösung

L-Ascorbinsäure-Lösungen wurden mit Chelex 100 (1,5 g in 10 ml) behandelt. Um den Zerfall von Vitamin C zu umgehen, konnte die Ascorbinsäure-Lösung nur für ca. 2 Stunden mit Chelex versetzt werden. Daher wurde den ascorbinsäurehaltigen Reaktionslösungen zusätzlich 100 µM DTPA zugefügt, um Übergangsmetalle aus der Lösung zu binden.

2.1.2.5 Laufpuffer für die Kapillarelektrophorese

Als Laufpuffer für die Reaktion von NANT und Ascorbinsäure wurde eine Lösung aus 10 mM Tris (2-Amino-2-(hydroxymethyl)-1,3-propandiol), 10 mM NaH_2PO_4 und 25 mM Dodecyltriammoniumbromid (DDTMAB) verwendet. Der pH des Laufpuffers lag bei ca. pH 7,4. Für die Reaktion von NOMela und Serotonin wurde ein Laufpuffer aus 12 mM NaCl, 0,25 mM Trimethylammoniumbromid (TTMAB) und 25 mM Borsäure mit einem pH-Wert von 9,7 benutzt.

2.1.2.6 Kalibrierlösung für die NO-Elektrode

Zur Kalibrierung der NO-Elektrode wurden 100 mM Kaliumjodid und 100 mM H_2SO_4 in einem Gesamt-Volumen von 10 ml destilliertem Wasser vorgegeben. Für die Kalibrierlösung wurde eine 0,5 mM $NaNO_2$-Stammlösung verwendet, um mit einem Volumen von 5 µl, 10 µl, 15 µl und 20 µl jeweils in 10 ml Messlösung NO-Konzentrationen von 250 nM, 500 nM, 750 nM und 1 µM zu erhalten.

2.1.2.7 Griess-Reagenz zur Nitrit-Messung

Das Griess-Reagenz wurde täglich neu aus 0,1% Napthylethylendiamin (100 mg/100 ml) und 1% Sulfanilamid (1g/100 ml) im Verhältnis 1:1 hergestellt. 750 µl des Griess-Reagenz wurden mit 250 µl Phosphatpuffer und einem Aliquot von 50 µl der Reaktionslösung versetzt.

2.2 Methoden

2.2.1 Herstellung von *N*-Acetyl-*N*-nitrosotryptophan (NANT)

Die Synthese von *N*-Acetyl-*N*-nitrosotryptophan (NANT) erfolgte über eine Nitrosierung von *N*-Acetyl-D,L-tryptophan (NAT) mit $NaNO_2$ in destilliertem Wasser. Die Lösung wurde 2 Stunden im

Material und Methoden

Dunkeln gerührt. Nach Zugabe von 5 ml 1 N HCl und 30 ml Ethylacetat wurde die untere hydrophile Phase verworfen, die Lösungsmittelphase wurde zweimalig mit HCl vermischt und die hydrophile Phase wurde jeweils erneut verworfen. Im Rotationsverdampfer konnte Ethylacetat verdampfen, das noch verbleibende Ethylacetat wurde im Exsikator unter Vacuum im Kühlraum entfernt. Die Lagerung erfolgte bei 4 °C.

Für die Herstellung von ^{15}N-NANT wurde die gleiche Methode benutzt, es wurde lediglich statt $NaNO_2$ ^{15}N-$NaNO_2$ verwendet.

2.2.2 Herstellung von N-Nitrosomelatonin (NOMela)

Die Synthese von N-Nitrosomelatonin (NOMela) erfolgte analog zur Synthese von NANT über eine Nitrosierungsreaktion von 20 mM Melatonin und 100 mM $NaNO_2$. In 1 ml destilliertem Wasser wurde die Reaktionslösung mind. 3 Stunden im Dunkeln gerührt und anschließend mit 1 N HCl gut gemischt und auf Eis gelegt. Die Lösung wurde bei 12000 rpm zentrifugiert und die Plättchen zweifach mit 500 µl eiskalter HCl (1 ml destilliertes Wasser und 50 µl 1 N HCl) gewaschen. Zum Schluss wurden die Plättchen in 200 µl DMSO gelöst.
Die Lagerung erfolgte bei -20 °C.

2.2.3 Spektrophotometrische Messungen

Die Konzentration der nitrosierten Tryptophan-Derivate kann sowohl zu Beginn als auch im Verlauf einer Reaktion photometrisch über das Lambert-Beer'sche Gesetz (Gleichung 1) bestimmt werden.

$$E = \varepsilon \times c \times d \qquad \text{Gleichung 1}$$

E = Extinktion; ε = Extinktionskoeffizient, c = Konzentration, d = Schichtdicke

Dazu wurde ein SPECORD S 100-Spektrophotometer von Analytic Jena (Jena) verwendet. Der Extinktionskoeffizient für NANT beträgt $\varepsilon_{335} = 6100$ $M^{-1}cm^{-1}$ (Bonnett, Holleyhead, 1974), für NAT $\varepsilon_{335\ nm} < 70$ $M^{-1}cm^{-1}$. Dadurch wird durch die Messung bei 335 nm fast nur die nitrosierte Form wiedergegeben. Bis auf Xanthurensäure war die Extinktion bei 335 nm bzw. 346 nm aller anderen Reaktanten niedrig genug, um keinen Einfluss auf die Bestimmung von NANT zu haben. NOMela wurde bei 346 nm gemessen, der Extinktionskoeffizient liegt bei $\varepsilon_{346} = 7070$ $M^{-1}cm^{-1}$ (Turjanski, Leonik et al., 2000). Für GSNO wurde ein Extinktionskoeffizient von $\varepsilon_{336} = 770$ $M^{-1}cm^{-1}$ (Goldstein, Czapski, 1996) verwendet.

Die Veränderungen im photometrischen Spektrum von 200 bis 600 nm wurden für 30 Minuten nachverfolgt, dabei wurden alle 30 Sekunden Spektren aufgenommen. Diese Experimente wurden bei 25 °C, 30 °C und 37 °C durchgeführt.

Die Bildung von Adrenochrom mit einem Extinktionskoeffizienten von $\varepsilon_{487} = 2800$ $M^{-1}cm^{-1}$ (Daveu, Servy et al., 1997) in der Reaktion von NANT mit Adrenalin wurde durch die Zunahme der Extinktion bei 487 nm bestimmt. Die vorhandene Ascorbinsäure-Menge konnte über die Messung der Extinktion bei 265 nm über $\varepsilon_{265} = 14500$ $M^{-1}cm^{-1}$ (Buettner, 1988) abgeschätzt werden.

Zusätzlich dazu wurde die Abhängigkeit vom pH-Wert der Reaktion von NANT und Adrenalin bei pH 6,5, pH 7, pH 7,5 und pH 8 spektrophotometrisch untersucht.

Zur genaueren Bestimmung der Reaktionsordnung wurden äquimolare Konzentrationen von 100 µM bzw. 700 µM NANT und Brenzkatechin verwendet. Eine Reaktion pseudo-erster Ordnung wurde mit Brenzkatechin im Überschuss (100 mM) und 100 µM NANT simuliert. Ergänzend wurde eine Reaktion von 700 µM Adrenalin und 100 µM NANT und *vice versa* beobachtet. Ebenfalls variierten die Konzentrationen von NANT und Serotonin bei der Bestimmung der Reaktionsordnung (100 µM NANT und 1 mM Serotonin bzw. 1 mM NANT und 100 µM Serotonin bei 25 °C). Zusätzlich wurde die Abhängigkeit der Reaktionsgeschwindigkeit von der NOMela- bzw. Serotonin-Konzentration beobachtet. Hierbei wurde entweder die Konzentration von NOMela bei 100 µM belassen und die Serotonin-Konzentration von 0 bis 400 µM bei 37 °C in 50 mM Phosphatpuffer (pH 7,4) variiert oder die Serotonin-Konzentration im Überschuss konstant bei 2 mM belassen und die NOMela-Konzentration von 0 bis 210 µM ebenfalls bei 37 °C in 50 mM Phosphatpuffer (pH 7,4) variiert.

Der mögliche Einfluss von Superoxidanionen wurde durch Hinzugabe von 300 units pro ml Superoxiddismutase (SOD) überprüft.

2.2.4 NO-Detektion über die NO-Elektrode

Die Bildung von NO konnte über die NO-Gleichgewichtskonzentration mit einer NO-sensitiven Elektrode (ISO-NO; World Precision Instruments, Sarasota, Florida) nachvollzogen werden (Taha, Kiechle et al., 1992). Die Reaktionslösungen wurden in einem Gesamtvolumen von 10 ml kontinuierlich gerührt, um eine gleichmäßige NO-Verteilung zu erreichen. Experimente wurden bei 25 ± 1 °C und bei 37 ± 1 °C durchgeführt. Die Elektrode wurde täglich neu kalibriert (s. 2.1.2.6). Die Konzentration der nitrosierten Tryptophan-Derivate betrug 100 µM, die Konzentration der Reaktanten wie Ascorbinsäure, Adrenalin, Dopamin, Brenzkatechin, Serotonin, 5-Hydroxytrypto-

Material und Methoden

phan, Xanthurensäure und 5-Hydroxyindolessigsäure wurde von 25 µM bis 1 mM variiert. Zum Vergleich wurde die NO-Bildung des NO-Donors PAPA/NO beobachtet, der Einfluss von Dehydro-Ascorbinsäure auf die Gleichgewichts-konzentration von NO wurde ebenfalls mit der NO-Elektrode untersucht.

2.2.5 NO-Detektion über den NO-Fänger FNOCT-4

Über den cheletropen NO-Fänger FNOCT-4 kann NO direkt gefangen und über die Fluoreszenz von FNOCT-4 gemessen werden. FNOCT-4 fluoresziert bei $\lambda_{em} = 460 \pm 5$ nm nach Anregung bei $\lambda_{exc} = 320 \pm 5$ nm, die Fluoreszenz wurde analog zu 2.2.6 an einem Shimadzu Spektrofluorometer (Duisburg) bestimmt. Zur Kalibrierung wurde die Fluoreszenz einer Lösung aus 200 µM L-Ascorbinsäure (Reduktionsmittel) und 50 µM FNOCT-4 in An- bzw. Abwesenheit von 200 µM MAHMA/NO nach einer Inkubationszeit von 30 min bei 37 ± 1 °C gemessen. Für die nachfolgenden Experimente wurde 20 µM NANT zu der oben angegebenen Ascorbinsäure-/FNOCT-4-Lösung hinzugegeben. Die Stabilität des Produktes FNOCT-NOH wurde über einen Zeitraum von 6 Stunden untersucht. Experimente wurden sowohl unter Normoxie als auch unter Hypoxie in einer Argon-gefluteten Hypoxie-Vorrichtung (glove bag) von Roth (Karlsruhe) durchgeführt. Für die Experimente unter Hypoxie wurde zur Kalibrierung eine Konzentration von 100 µM MAHMA/NO eingesetzt, die Konzentration von NANT variierte hierbei zwischen 10 und 30 µM.

2.2.6 Fluoreszenz-Messungen zur Bestimmung der NAT-Konzentration sowie zeitgleiche photometrische NANT-Messung

Die Bildung von NAT kann im Fluorometer detektiert werden, die nitrosierte Form wird dabei nicht gemessen. Hierzu wurden 200 µM NANT und 200 µM Adrenalin bzw. 200 µM NANT und 200 µM Ascorbinsäure in Phosphatpuffer bei Raumtemperatur für einen Zeitraum von 100 Minuten untersucht. Nach 10facher Verdünnung wurde die Fluoreszenz bei $\lambda_{exc} = 270 \pm 5$ nm und $\lambda_{em} = 358 \pm 5$ nm gemessen und gab über eine vorherige Kalibrierung mit verschiedenen Konzentrationen von NAT einen Hinweis auf die entstandene NAT-Menge. Für diese Experimente wurde ein Shimadzu Spektrofluorometer (Duisburg) verwendet. Zeitgleich wurde ein Aliquot der Reaktionslösung im Verhältnis 1:1 verdünnt, die Konzentration von NANT wurde photometrisch bei 335 nm bestimmt.

2.2.7 Nitrit-Messung

Die Menge an Nitrit wurde über ein modifiziertes Griess-Reagenz bestimmt. Eine Reaktionslösung von 100 µM NANT allein bzw. mit 100 µM Ascorbinsäure, Brenzkatechin, Adrenalin, Dopamin, 5-Hydroxytryptophan und Serotonin wurde für 24 Stunden inkubiert. Ein Aliquot von 50 µl wurde mit 250 µl Phosphatpuffer und 750 µl des frisch angesetzten Griess-Reagenz versetzt. Nach 10 Minuten wurde die optische Dichte bei 542 nm gemessen, die entstandene Nitrit-Menge wurde anhand einer Kalibrierungsgerade mit Nitrit (Verdünnungsreihe 50-1000 µM Natriumnitrit) bestimmt. Die Nitrit-Messungen wurden vierfach wiederholt.

2.2.8 Messungen an der Kapillarelektrophorese

Mit Hilfe der Kapillarelektrophorese (Beckmann P/ACE 5000, Beckmann, München) konnten die Bildung von NAT/Melatonin und zeitgleich der Abbau von NANT/NOMela nachvollzogen werden. Dazu wurden folgende Messbedingungen angewendet: Quarzglas-Kapillare mit 50 cm effektiver Länge und 75 µM innerem Durchmesser, hydrodynamische Injektion für 5 Sekunden, Temperatur 23 °C, Spannung 23 kV, normale Polarität, UV-Detektion bei 280 nm, Elektrolytlösung s. 2.1.2.5., Stromstärke 65 µA, Ausgang +. Die Laufzeit zur Trennung der Substanzen betrug 14 Minuten. Die Reaktionslösung bestand zum einen aus 0,9 mM NANT und 5 mM Ascorbinsäure und wurde nach 30 Minuten, nach 1 Stunde sowie nach 3,5 Stunden Reaktionszeit untersucht. Zum anderen wurden 20 mM NOMela und 20 mM Serotonin nach einer Reaktionszeit von 1 Stunde untersucht.

2.2.9 NMR-Messungen

Für die NMR-Messungen wurde ein Bruker AVANCE DRX 500-Instrument (Bruker Biospin, Rheinstetten) mit 500 MHz für ^{1}H-NMR, 125,71 MHz für ^{13}C-NMR und 50,67 MHz für ^{15}N-NMR verwendet. Die chemische Verschiebung (δ) wurde beim ^{1}H- und ^{13}C-NMR in ppm in Bezug auf Trimethylsilan (TMS, $\delta = 0$) als externen Standard angegeben. Für ^{15}N-NMR wurde unverdünntes Nitromethan ($\delta = 0$) als externer Standard verwendet. ^{15}N-NMR-Messungen wurden mit 0,9 M ^{15}N-NANT und 0,9 M Brenzkatechin in einer 9:1 DMSO/D$_6$-DMSO-Lösung bzw. mit 1 M ^{15}N-NANT und 1 M Ascorbinsäure in DMSO durchgeführt. Um den Einfluss von Wasser zu untersuchen, wurden Experimente mit 100 mM Brenzkatechin (70 mM Phosphatpuffer, pH 7,2) bzw. 100 mM Ascorbinsäure (50 mM Phosphatpuffer, pH 7,4) und 100 mM ^{15}N-NANT in Phosphatpuffer und jeweils 10 % D$_2$O durchgeführt.

Sowohl für ^{1}H-NMR als auch für ^{13}C-NMR wurde eine Reaktionslösung von 1 M Brenzkatechin und 1 M NANT in einer 9:1 DMSO/D$_6$-DMSO-Lösung vermessen. Zusätzlich wurden ^{13}C-NMR-

Material und Methoden

Spektren von 100 mM Brenzkatechin und 100 mM ^{15}N-NANT in 50 mM Phosphatpuffer (pH 7,4) nach 4 Tagen sowie von der C_6-markierten Form von 10 mM $^{13}C_6$-Brenzkatechin und 10 mM ^{15}N-NANT in Phosphatpuffer (pH 7,45) und aufgenommen.

^{1}H-NMR-Messungen wurden mit 5 mM Serotonin und 5 mM NOMela in einer 1:4 D_6-DMSO/Phosphatpuffer-Lösung durchgeführt. Für quantitative Bestimmungen wurde 10 mM Terephthalsäure als interner Standard verwendet.

Um die entstandene Nitritmenge im ^{15}N-NMR zu quantifizieren, die durch den Zerfall von 100 mM ^{15}N-NANT in Phosphatpuffer gebildet wird, wurde ^{15}N-Ammoniumsulfat als interner Standard in einer Konzentration von 50 mM hinzugefügt. Gleiches gilt für die Quantifizierung der entstandenen Nitritmenge im ^{15}N-NMR in der Reaktion von 100 mM ^{15}N-NANT und 100 mM Brenzkatechin in Phosphatpuffer (pH 7,4). Zur Vermeidung der Autoxidation von NO wurde die letztere Reaktionslösung für 3 Stunden kontinuierlich mit Stickstoff durchflutet, bevor die Nitritmenge im ^{15}N-NMR gemessen wurde.

Diese Experimente wurden in Kooperation mit der Abteilung für Organische Chemie der Universität Duisburg-Essen durchgeführt.

2.2.10 ESR-Messungen

Elektronenspin-Resonanz-Spektrometrie wurde angewendet, um das Ascorbylradikal-Anion, das Brenzkatechinradikal-Anion, das Dopaminradikal-Anion sowie versuchsweise auch das Serotoninradikal-Anion zu identifizieren. ESR-Spektren wurden an einem Bruker ESP-300E X-Band Spektrometer (Bruker, Rheinstetten) mit einem TM_{110} Hohlraumresonator bei 18°C aufgenommen. Die Reaktionslösung von 1 ml bestand aus 7,5 mM NANT sowie 7,5 mM Ascorbinsäure, Brenzkatechin, Dopamin bzw. Serotonin. Experimente mit Überschuss von 50 mM Dehydro-Ascorbinsäure zu 7,5 mM NANT wurden in An- und Abwesenheit von 2 mM SPE/NO durchgeführt. Die Reaktionslösung wurde schnellstmöglichst in eine 0,4 mm Quartz-Zelle (Willmad, Buena, NY) transferiert. Experimente mit Ascorbinsäure und Brenzkatechin wurden zusätzlich unter Hypoxie mit einer Argon-gefluteten Hypoxie-Vorrichtung (glove bag) von Roth (Karlsruhe) durchgeführt. Durch den Zusatz von 100 µM DTPA wurde der Einfluss von Schwermetall-Ionen reduziert. Zur Aufnahme der ESR-Spektren wurden folgende Parameter verwendet: Mikrowellen-Frequenz: 9,79 GHz, Modulations-amplitude: 0,04 mT, Signalverstärkung: 5 x 10^5, Feldbereich: 10 mT, Mikrowellen-Leistung: 2 mW, Aufnahmezeit: 2,8 min. Für die Spektrum-Simulation wurde das WinSim-Programm (Duling, 1994) verwendet. Die

Material und Methoden

Experimente wurden in Kooperation mit der Abteilung für Organische Chemie der Universität Duisburg-Essen durchgeführt.

2.2.11 Banden-Identifikationssoftware
Für die Entschlüsselung und Identifikation von latenten Banden in den spektrophotometrischen Messungen wurden diese mit dem PeakFit® Programm (SeaSolve Program Inc., Framingham, MA) bearbeitet. Mit diesem Programm wurden für die Spektren von NANT, Adrenochrom sowie für die Spektren aus der Reaktion von 100 µM NANT und 100 µM Adrenalin bei 37 °C ausgewertet.

2.2.12 Quantenchemische Berechnungen
Zur Berechnung der Reaktionsenthalpie (über die Verteilungsdichtetheorie DFT errechnet) wurde unterstützend Gaussian 03 (Rev C0.2) sowie das CBS-QB3-Set (complete basis set) angewendet. Über das Modul CPCM-UAHF, welches in Gaussian 03 integriert ist, kann die freie Reaktionsenthalpie in Wasser abgeschätzt werden, da über CBS-QB3 nur die freie Reaktionsenthalpie für die Gasphase errechnet werden kann. Sowohl CBS-QB3 als auch CPCM/(U)HF/6-31+G(d) lassen eine thermodynamische Genauigkeit von ± 1 kcal/mol zu (Barone, Cossi et al., 1997, Barone, Cossi, 1998). Die quantenchemischen Berechnungen wurden durch Herrn Prof. Dr. rer. nat. Kirsch durchgeführt.

2.2.13 Experimente unter Hypoxie
Photometrische Bestimmungen der NANT-Konzentration wurden äquivalent zu 2.2.3 mit 100 µM NANT und 100 µM Adrenalin, 100 µM Ascorbinsäure und 100 µM Serotonin unter hypoxischen Bedingungen überprüft. Dazu wurde eine Hypoxie-Box kontinuierlich bei 30°C Innentemperatur mit Argon durchflutet, darunter konnte der pO_2 in der Phosphatpufferlösung auf < 4,7 kPa (von einem Ausgangswert von 202 bis 205 kPa bei Normoxie) gesenkt werden. Der Sauerstoffpartialdruck wurde mit einer LICOX MCB Sauerstoff-Monitor (GMS, Kiel-Mielkendorf) kontrolliert (Pamp, Bramey et al., 2005).

2.3 Statistik
Alle Experimente wurden mindestens dreifach ausgeführt, ESR- und NMR-Messungen basieren auf zweifachen Messungen.

3 Ergebnisse

3.1 Abnahme des nitrosierten Tryptophan-Derivates NANT bzw. NOMela

Im hydrophilen Medium (z.B. Wasser) sind nitrosierte Tryptophan-Derivate einer hydrolytischen Spaltung unterworfen, die u.a. am Photometer beobachtet werden kann. Die Abnahmerate der NANT- oder NOMela-Konzentration wird über den zeitabhängigen Verlauf der Extinktion bei 335 nm bzw. bei 346 nm experimentell bestimmt.

Die Abnahme der Absorption bei 335 nm von 100 µM NANT bei 37 °C wird über einen Zeitraum von 30 Minuten in Abbildung 4 dargestellt. Die Geschwindigkeitskonstante, die sich für diese Reaktion erster Ordnung aus den photometrischen Berechnungen ergibt, beträgt für NANT $k_{app} = (6,6 \pm 0,1) \times 10^{-5}$ s^{-1}. Wenn 100 µM Adrenalin oder 100 µM Brenzkatechin hinzugefügt werden, beschleunigt sich die NANT-Abnahmerate. Eine größere NANT-Abnahmerate ergibt sich ebenfalls bei der Zugabe von jeweils 100 µM Dopamin, Ascorbinsäure, Serotonin, 5-Hydroxytryptophan und 5-Hydroxyindol-essigsäure zu 100 µM NANT bzw. zu 100 µM NOMela. Xanthurensäure konnte aufgrund der Eigenabsorption bei 335 nm nicht für die Berechnung der NANT-Abnahmerate verwendet werden. Die einzelnen Abnahmeraten, die in Tab. 6 aufgelistet werden, werden im Abschnitt 3.5.1 verglichen. In diesem Abschnitt soll zunächst hervorgehoben werden, dass eine Reaktion zwischen nitrosierten Tryptophan-Derivaten und oben genannten Substanzen mit aktivierten Hydroxylgruppen stattfindet.

Im Gegensatz dazu reagieren Adrenalin und Brenzkatechin in kupferfreier Pufferlösung nicht mit nitrosiertem Glutathion (GSNO), welches als Stellvertreter für *S*-Nitrosothiole eingesetzt wurde. Die Reaktion mit aktivierten Hydroxylgruppen ist daher für nitrosierte Tryptophan-Derivate spezifisch.

Ergebnisse

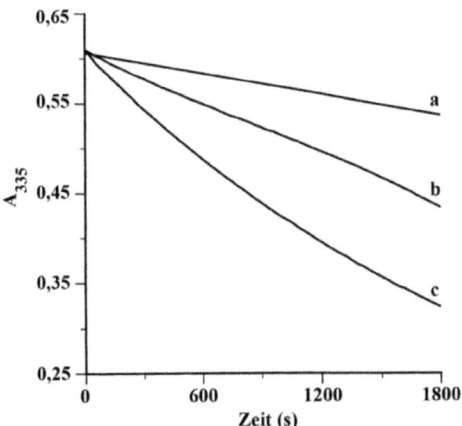

Abb. 4: Abnahme der Extinktion bei 335 nm als Hinweis für die Abnahme der NANT-Konzentration bei 37 °C von 100 µM NANT allein (a) sowie unter Zugabe von 100 µM Adrenalin (b) bzw. 100 µM Brenzkatechin (c); A = Absorption

Der Abbau von NANT und NOMela konnte zudem an der Kapillarelektrophorese nachgewiesen werden. In der Reaktionslösung aus 5 mM Ascorbinsäure und 0,9 mM NANT in 50 mM Phosphatpuffer (pH 7,4) nahm bei Raumtemperatur die NANT-Konzentration auf $0,42 \pm 0,03$ mM nach einer Reaktionszeit von 1 Stunde ab (Abb. 5A). Nach 3,5 Stunden konnte über die Kapillarelektrophorese bei einer Nachweisgrenze von ≤ 5 µM kein NANT mehr nachgewiesen werden (Abb. 5B). Die Konzentration der nicht-nitrosierten Form NAT nahm im Verlauf der Reaktion zu, dieses wird im Abschnitt 3.3. genauer erläutert.

In der Reaktionslösung von 20 mM NOMela und 20 mM Serotonin wurde bei Raumtemperatur, analog zur Reaktion von NANT und Ascorbinsäure, eine Hormon-abhängige Abnahme der NOMela-Konzentration gemessen.

Ergebnisse

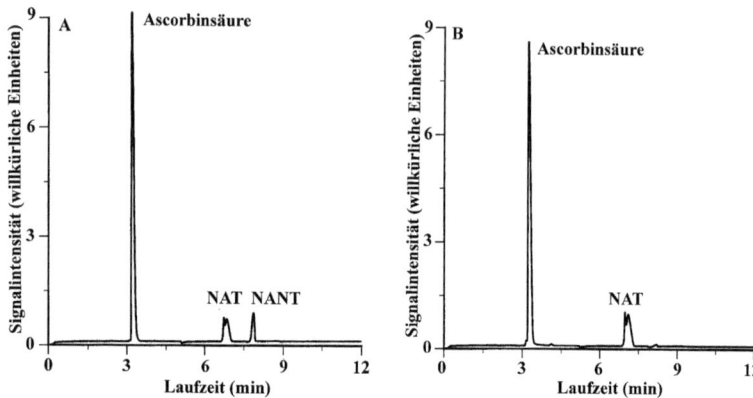

Abb. 5: Kapillarelektrophoretische Auftrennung der Reaktionslösung von 5 mM Ascorbinsäure und 0,9 mM NANT nach einer Reaktionszeit von 1 Stunde (A) bzw. nach 3 Stunden (B) in 50 mM Phosphatpuffer unter Raumtemperatur

3.2 Freisetzung von NO und seinen Folgeprodukten

Nitrosierte Tryptophan-Derivate reagieren mit Substanzen mit aktivierter Hydroxylgruppe unter Abnahme von NANT bzw. NOMela. Da bereits zuvor bei anderen (Transnitrosierungs-)Reaktionen mit nitrosierten Tryptophan-Derivaten eine NO-Freisetzung nachgewiesen wurde (Kirsch, Fuchs *et al.*, 2003, Sonnenschein, de Groot *et al.*, 2005, Müller, Korth *et al.*, 2007), wurde die Bildung von Stickstoffmonoxid sowohl mit der NO-Elektrode als auch mit Hilfe des cheletropen NO-Fängers FNOCT nachgewiesen. Die Bildung des NO-Folgeprodukts Nitrit wurde mit dem Griess-Reagenz und im ^{15}N-NMR verifiziert.

Über die NO-Elektrode kann aus methodischen Gründen nicht die absolute freigesetzte NO-Menge, sondern nur die aktuell im Gleichgewicht befindliche NO-Konzentration gemessen werden. Die initiale NO-Freisetzungsrate wird über die Steigung der Ausgleichsgeraden der anfänglichen linearen Zunahme der NO-Konzentration berechnet. In Abb. 6 wird beispielhaft die NO-Freisetzung aus 100 µM PAPA/NO wiedergegeben.

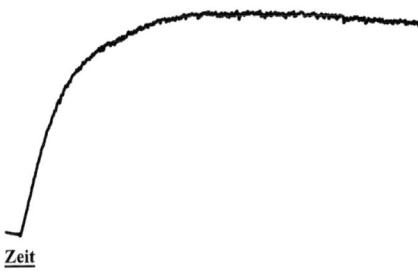

Abb. 6: NO-Messung des durch 100 µM PAPA/NO freigesetzten Stickstoffmonoxids an der NO-Elektrode

Alle verwendeten Reaktanten waren in der Lage, NO sowohl aus NANT als auch aus NOMela freizusetzen (Tab. 1, 2). Die NO-Freisetzungsrate sowie die maximal freigesetzte NO-Gleichgewichtskonzentration waren dabei konzentrations- und temperaturabhängig (Abb. 7).

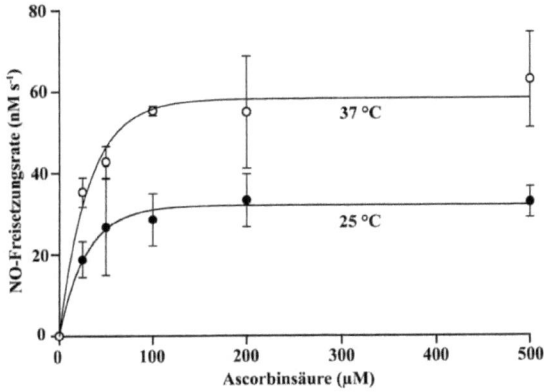

Abb. 7: NO-Freisetzungsraten der Reaktion von 100 µM NANT mit verschiedenen Ascorbinsäure-Konzentration in Abhängigkeit von der Temperatur in 50 mM Phosphat-puffer (pH 7,4)

Die maximal freigesetzte NO-Gleichgewichtskonzentration war bei den Reaktionen mit NANT geringfügig höher als bei den Reaktionen mit NOMela. Am Beispiel der Reaktion von 100 µM NANT bzw. 100 µM NOMela mit unterschiedlichen Serotonin-Konzentrationen bei 37 °C wird dieses exemplarisch dargestellt (Abb. 8).

Ergebnisse

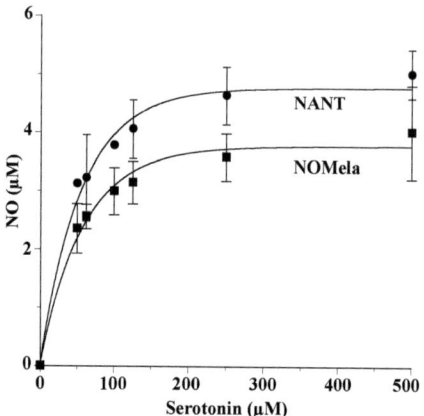

Abb. 8: Maximal freigesetzte NO-Konzentration in der Reaktion von 100 µM NANT bzw. 100 µM NOMela mit verschiedenen Serotonin-Konzentration bei 37 °C in 50 mM Phosphatpuffer (pH 7,4)

Zum Vergleich der Substanzen mit aktivierten Hydroxylgruppen und ihrer Reaktion mit NANT bzw. NOMela wird in Tab. 1 die initiale NO-Freisetzungsrate in Abhängigkeit von der Temperatur wiedergegeben. Im Allgemeinen setzt NANT geringfügig schneller als NOMela Stickstoffmonoxid frei. Die Temperaturabhängigkeit der NO-Freisetzungs-raten erfolgt in Größenordnungen, die mit den Arrhenius'schen Axiomen im Einklang stehen. In der Reaktion von 100 µM Ascorbinsäure und 100 µM NANT wurde bei 37 °C mit 63 ± 11 nM s^{-1} die schnellste NO-Freisetzungsrate gemessen, bei der gleichen Temperatur waren die niedrigsten NO-Freisetzungsraten in der Reaktion von 100 µM Adrenalin mit 100 µM NANT bzw. 100 µM NOMela (17 ± 12 nM s^{-1} bzw. 22 ± 4 nM s^{-1}) zu verzeichnen.

Tab. 1: Initiale NO-Freisetzungsraten in der Reaktion von 100 µM des nitrosierten Tryptophan-Derivates (NANT bzw. NOMela) und 100 µM einer Substanz mit aktivierten Hydroxylverbindung

Reaktant	nitrosierte Verbindung	Temperatur	NO-Freisetzungsrate
100 µM	100 µM	° C	nM s^{-1}
Ascorbinsäure	NANT	25	33 ± 4
Ascorbinsäure	NANT	37	63 ± 11
Ascorbinsäure	NOMela	25	24 ± 4
Ascorbinsäure	NOMela	37	52 ± 3

Ergebnisse

Adrenalin	NANT	25	15 ± 2
Adrenalin	NANT	37	17 ± 12
Adrenalin	NOMela	25	10 ± 3
Adrenalin	NOMela	37	22 ± 4
Brenzkatechin	NANT	25	10 ± 3
Brenzkatechin	NANT	37	11 ± 2
Serotonin	NANT	25	14 ± 3
Serotonin	NANT	37	47 ± 19
Serotonin	NOMela	25	11 ± 2
Serotonin	NOMela	37	33 ± 12

In Tab. 2 sind die maximalen NO-Gleichgewichtskonzentrationen für die verschiedenen Reaktionen aufgelistet. Hierin zeigt sich analog zu Tab. 1, dass in den Reaktionen mit NANT nicht nur schneller NO freigesetzt wird als mit NOMela, sondern dass die maximal freigesetzten NO-Gleichgewichtskonzentrationen in den Reaktionen mit 100 µM NANT höher sind als mit 100 µM NOMela.

Analog zu Tab. 1 wird die höchste NO-Gleichgewichtskonzentration (6,4 ± 0,2 µM) in der Reaktion von 500 µM Ascorbinsäure mit 100 µM NANT bei 37 °C erzielt, die niedrigste maximale NO-Gleichgewichtskonzentration wurde in der Reaktion von 500 µM Brenzkatechin und 100 µM NANT (0,8 ± 0,2 µM) gemessen. Es ist kein signifikanter Unterschied zwischen Serotonin und 5-Hydroxytryptophan ersichtlich. Die erhöhte maximale NO-Gleichgewichtskonzentration durch HIAA kann durch das Vorhandensein zweier aktivierter Hydroxylgruppen erklärt werden. Brenzkatechin, welches als Modellsubstanz für die Catecholamine verwendet werden sollte, reagiert mit einer niedrigeren maximalen NO-Gleichgewichtskonzentration als Adrenalin und Dopamin. Zwischen Adrenalin und Dopamin existiert kein signifikanter Unterschied in der maximalen NO-Gleichgewichtskonzentration.

Ergebnisse

Tab. 2: Maximale NO-Gleichgewichtskonzentrationen in den Reaktionen von 500 µM der Substanzen mit aktivierten Hydroxylgruppen (Reaktanten) mit 100 µM der nitrosierten Tryptophan-Derivate NANT bzw. NOMela

Reaktant 500 µM	nitrosierte Verbindung 100 µM	Temperatur ° C	max. NO-Konz. µM
Ascorbinsäure	NANT	25	5,1 ± 0,5
Ascorbinsäure	NANT	37	6,4 ± 0,2
Ascorbinsäure	NOMela	25	3,8 ± 0,3
Ascorbinsäure	NOMela	37	5,0 ± 0,1
Adrenalin	NANT	25	2,4 ± 0,3
Adrenalin	NANT	37	3,0 ± 0,8
Adrenalin	NOMela	25	2,4 ± 0,2
Adrenalin	NOMela	37	3,0 ± 0,5
Brenzkatechin	NANT	25	1,2 ± 0,1
Brenzkatechin	NANT	37	0,8 ± 0,2
Dopamin	NANT	37	2,7 ± 0,4
HIAA	NANT	37	5,3 ± 0,3
HIAA	NOMela	37	4,6 ± 0,5
HO-Trp	NANT	37	5,1 ± 0,3
HO-Trp	NOMela	37	3,7 ± 0,1
Serotonin	NANT	25	3,2 ± 0,6
Serotonin	NANT	37	5,0 ± 0,4
Serotonin	NOMela	25	3,0 ± 0,6
Serotonin	NOMela	37	4,2 ± 0,8
Xanthurensäure	NANT	37	5,4 ± 0,5

Eine weitere Methode der NO-Detektion stellt die Messung der Fluoreszenz des cheletropen NO-Fängers FNOCT-4 dar. Dieser fluoresziert bei einer Wellenlänge von $\lambda_{em} = 460 \pm 5$ nm nur in der NO-gebundenen Form als FNOCT-4-NOH, wenn die Reaktionslösung bei $\lambda_{exc} = 320 \pm 5$ nm angeregt wird. Als Reduktionsmittel wurde Ascorbinsäure verwendet.

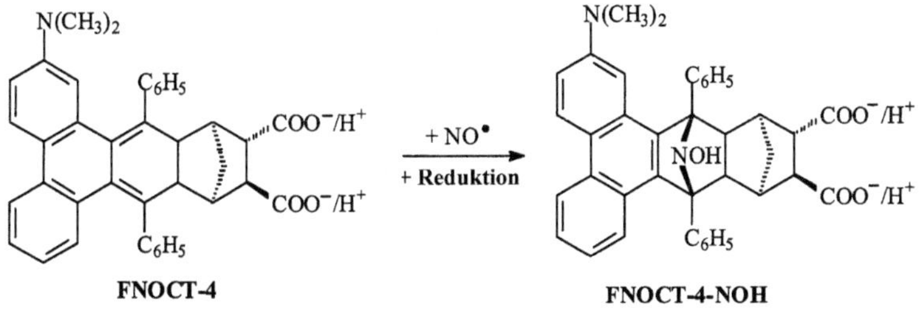

Ergebnisse

Schema 2: NO-Bindung des cheletropen NO-Fängers FNOCT-4

Da Ascorbinsäure in diesem Fall sowohl als Reduktionsmittel als auch als Reaktant für die zu beobachtende Reaktion verwendet wurde, ist Ascorbinsäure im Überschuss (500 µM Ascorbinsäure) zu 20 µM NANT hinzugegeben worden. Nach einer Reaktionszeit von einer Stunde unter Raumtemperatur wurde eine Konzentration von 11,8 ± 0,9 µM FNOCT-4-NOH gemessen, d.h. ca. 59,0% des max. möglichen freigesetzten Stickstoffmonoxids wurden an FNOCT gebunden. Unter hypoxischen Bedingungen wurde aus einer Ausgangskonzentration von 23,1 µM NANT eine FNOCT-4-NOH-Konzentration von 14,0 ± 0,7 µM, d.h. 60,5% des max. möglichen freigesetzten Stickstoffmonoxids wurden über die Fluoreszenz von FNOCT-4-NOH detektiert. Nach 3 Stunden wurden keine höheren FNOCT-4-NOH-Konzentrationen gemessen, die Stabilität der Substanz FNOCT-4-NOH wurde für diese Zwecke unabhängig über einen Zeitraum von 6 Stunden geprüft. Daraus ergibt sich, dass die NO-Freisetzung sauerstoffunabhängig mit einer Ausbeute von ca. 60% erfolgt.

Andere Reaktanten mit aktivierten Hydroxylgruppen konnten für die Experimente mit FNOCT nicht eingesetzt werden, da sie nicht als Reduktionsmittel für die Bildung von FNOCT-4-NOH geeignet sind.

Neben der direkten Stickstoffmonoxid-Bestimmung können über die Bildung von NO-Folgeprodukten indirekt Rückschlüsse auf die NO-Freisetzung gezogen werden. Zu den NO-Folgeprodukten gehört Nitrit, welches mit dem Griess-Reagenz nachgewiesen werden kann. In der Hydrolysereaktion von NANT entstehen in stöchiometrischen Mengen NAT und Nitrit (NO_2^-) (Meyer, Williams et al., 1982). Übereinstimmend wurde nach 24 Stunden in einer Reaktionslösung von 100 µM NANT eine Nitrit-Konzentration von 98,1 ± 2,1 µM gemessen. Ausgehend von einer Halbwertszeit von NANT von 140 Minuten in 50 mM Phosphatpuffer mit einem pH-Wert von 7,4 (Kirsch, Fuchs *et al.*, 2003), ist eine vollständige Hydrolyse von NANT zu NAT und Nitrit nach 24 Stunden zu erwarten.

Die Reaktion von 100 µM NANT mit 100 µM Ascorbinsäure ergibt nach 24 Stunden eine geringere Nitritkonzentration von 87 ± 3,1 µM. Über die FNOCT-Methode konnte gezeigt werden, dass in der Reaktion von Ascorbinsäure und NANT nur ca. 60% NO freigesetzt werden. Folglich muss ein Teil (ca. 30%) des Nitrits über einen Reaktionsweg entstanden sein, der unabhängig von der Autoxidation von NO via Hydrolyse des korrespondierenden N_2O_3 ist. Gleichermaßen ist die Nitritkonzentration in der Reaktion von NANT und Adrenalin auf 71 ± 1,5%, in der Reaktion von NANT und Brenzkatechin auf 77,3 ± 0,4% und in der Reaktion von NANT und Dopamin auf 77,9 ± 3,7% verringert.

Im Gegensatz dazu wird quantitativ Nitrit (102,1 ± 3,4 µM) während der Reaktion von 100 µM NANT und 100 µM Serotonin gebildet. Auch bei der Reaktion von 100 µM NANT und 100 µM HO-Trp wurden quantitative Nitritkonzentrationen von 100,8 ± 1,9% gemessen.

Daraus wird die Gemeinsamkeit der Reaktanten deutlich, die alle zu einer messbaren Nitritbildung führen. In den Reaktionen mit den Tryptophan-Derivaten Serotonin und HO-Trp wurde eine quantitative Nitritbildung beobachtet. In den Reaktionen mit Ascorbinsäure, Catechol und Catecholaminen wurde eine verringerte Nitritbildung gemessen. Für alle Reaktanten trifft die Aussage zu, dass über die reine NO-Freisetzung hinaus (ca. 60%) weitere Mechanismen der Nitritbildung involviert sein müssen.

Die Nitrit-Bildung kann zusätzlich im ^{15}N-NMR beobachtet und über Ammoniumsulfat als externen Standard quantifiziert werden. Die Hydrolyse-Reaktion von 100 mM ^{15}N-NANT ergab nach 24 Stunden bei 20 °C in 70 mM Phosphatpuffer (pH 7,2) im ^{15}N-NMR-Spektrum (Abb. 9A) Reste von ^{15}N-NANT sowie vornehmlich ^{15}N-Nitrit ($^{15}NO_2^-$) und geringe Mengen ^{15}N-Nitrat ($^{15}NO_3^-$), wobei das Verhältnis von Nitrit zu Ammoniumsulfat 40:60 betrug.

Wie bereits in 3.1. beschrieben beschleunigt sich der NANT-Abbau unter Zugabe einer Substanz mit einer aktivierten Hydroxylgruppe, z.B. in Abb. 9B unter Zugabe von 100 mM Brenzkatechin. Nach einer Reaktionsdauer von drei Stunden war kein ^{15}N-NANT mehr im NMR-Spektrum detektierbar. Als Produkt war nun ^{15}N-Nitrit ($^{15}NO_2^-$) in einem Verhältnis von 5:95 (Nitrit zu Ammoniumsulfat) erkennbar. Da die Reaktionslösung kontinuierlich mit sauerstoff-freiem Stickstoff durchflutet wurde, werden volatile ^{15}N-Produkte, so insbesondere NO, nicht angezeigt. Die geringe ^{15}N-Nitrit-Menge zeigt daher nur den Anteil des Nitrits an, welcher bei der Hydrolyse-Reaktion und nicht über die Autoxidation von NO entstanden ist. In der Reaktion von

Ergebnisse

Brenzkatechin und NANT entstehen somit primär volatile Stickstoff-Produkte (wie NO) und nur sekundär das stabile NO-Produkt Nitrit. Weitere stabile NO-Folgeprodukte wurden nicht identifiziert.

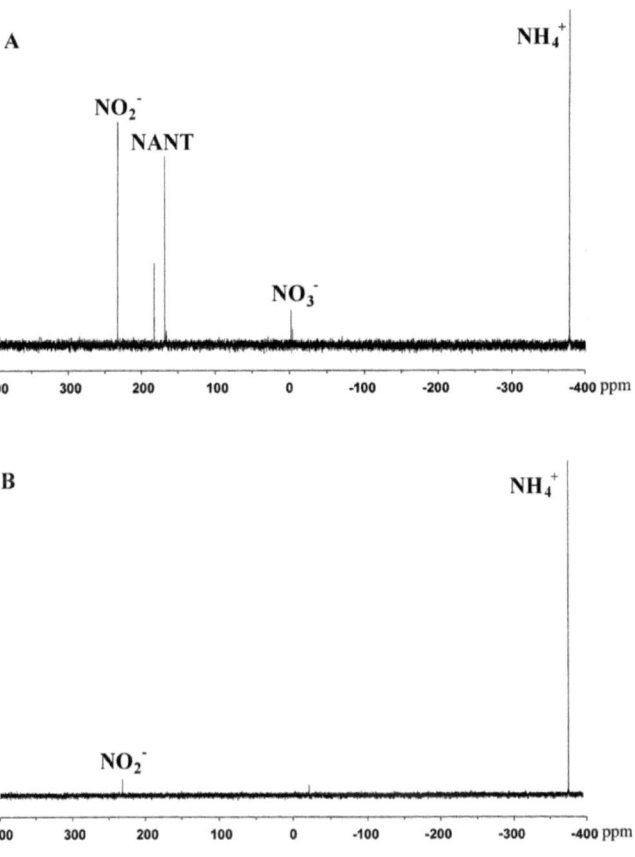

Abb. 9: NO-Folgeprodukte im ^{15}N-NMR der Hydrolyse-Reaktion von 100 mM ^{15}N-NANT nach 24 Stunden bei 20 °C in 70 mM Phosphatpuffer (pH 7,2) (A) sowie von 100 mM ^{15}N-NANT und 100 mM Brenzkatechin nach einer Reaktionsdauer von 3 Stunden (B) in 70 mM Phopshatpuffer (pH 7,2)

^{15}N-NMR-Daten: ^{15}N-NANT: δ = 165,2/179,6 ppm; ^{15}NO$_2^-$: δ = 229,6 ppm

Ergebnisse

Andere NO-Folgeprodukte waren in der Reaktion von ^{15}N-NANT und Ascorbinsäure ersichtlich. Nach einer Reaktionszeit von 24 Stunden wurden in der Reaktionslösung von 1 M ^{15}N-NANT und 1 M Ascorbinsäure in DMSO zwei nicht-volatile Produkte, ^{15}N-NANT und $^{15}NO_3^-$, sowie zwei volatile Produkte, $^{15}N_2O$ und $^{15}N_2$, identifiziert (Abb. 10A). Im Gegensatz zur vorher beschriebenen Reaktion von ^{15}N-NANT und Brenzkatechin wurde die Reaktionslösung nicht mit Stickstoff durchflutet, so dass auch volatile Produkte erkennbar sind.

Im hydrophilen Medium (Phosphatpuffer) konnten aufgrund der Löslichkeit nur geringere Konzentrationen von 100 mM Ascorbinsäure und 100 mM ^{15}N-NANT eingesetzt werden. In diesem NMR-Spektrum waren neben ^{15}N-NANT lediglich $^{15}NO_2^-$ und $^{15}N_2O$ erkennbar (Abb. 10B). In der Hydrolyse-Reaktion von NANT wird kein Lachgas gebildet, daher muss $^{15}N_2O$ in der Reaktion von ^{15}N-NANT und Ascorbinsäure entstanden sein. Die N_2O-Bildung lässt sich nur mit Hilfe des Intermediats Nitroxyl erklären.

$$2\ HNO \rightleftharpoons N_2O + H_2O \qquad \text{Gleichung 2}$$

$$HNO + 2\ ^\bullet NO \rightleftharpoons N_2O + HNO_2 \qquad \text{Gleichung 3}$$

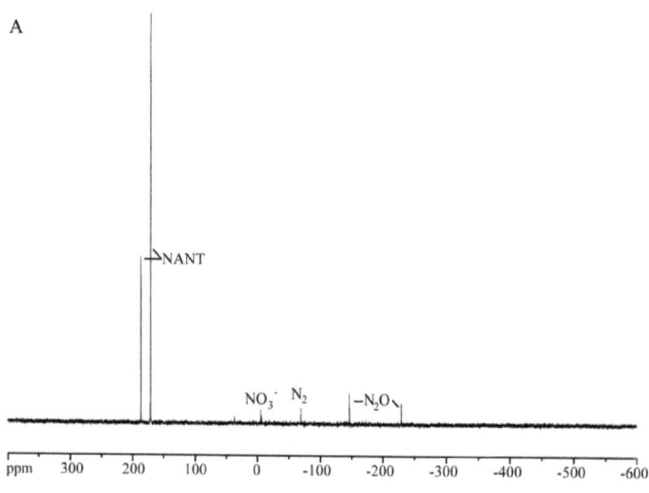

Ergebnisse

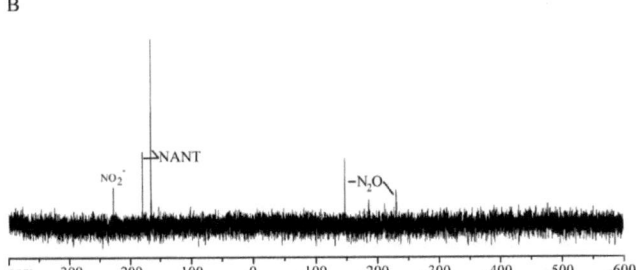

Abb. 10: ^{15}N-NMR aus der Reaktionslösung von 1 M ^{15}N-NANT und 1 M Ascorbinsäure in DMSO nach einer Reaktionszeit von 24 Stunden (A) sowie aus der Reaktionslösung von 100 mM ^{15}N-NANT und 100 mM Ascorbinsäure in 50 mM Phosphatpuffer (pH 7,4) nach einer Reaktionszeit von 24 Stunden (B)

NMR-Daten in DMSO: ^{15}N-NANT (Z-Isomer): $\delta = 185,7$ ppm; ^{15}N-NANT (E-Isomer): $\delta = 170,7$ ppm; ^{15}NO$_3^-$: $\delta = -5,8$ ppm; ^{15}N$_2$: $\delta = -69,7$ ppm; ; ^{15}N$_2$O: $\delta = -146,6/-229,6$ ppm;

NMR-Daten in Phosphatpuffer: ^{15}NO$_2^-$: $\delta = 228,9$ ppm; ^{15}N-NANT (Z-Isomer): $\delta = 180,2$ ppm; ^{15}N-NANT (E-Isomer): $\delta = 165,7$ ppm; ^{15}N$_2$O: $\delta = -146,7/-230,1$ ppm;

3.3 Bildung der nicht-nitrosierten Form NAT/Melatonin

Im Gegensatz zur nitrosierten Form NANT besitzt die nicht-nitrosierte Form NAT die Eigenschaft, bei einer Wellenlänge von 358 nm zu fluoreszieren (Abb. 11). Durch die Betrachtung der Fluoreszenz bei 358 nm ($\lambda_{exc} = 270 \pm 5$ nm, $\lambda_{em} = 358 \pm 5$ nm) kann auf die (rück-)gebildete NAT-Menge geschlossen werden.

Die photometrisch bei 335 nm gemessene Abnahme der NANT-Konzentration sowie die gleichzeitige fluorometrisch gemessene Zunahme der NAT-Konzentration wurde für die Reaktion von 200 µM NANT und 200 µM Adrenalin über eine Dauer von 100 Minuten aufgezeichnet. Hierin zeigte sich ein quantitativer Abbau von NANT zu NAT in stöchiometrischen Konzentrationen. Daher wird NANT in der Reaktion mit Adrenalin quantitativ zu NAT abgebaut (Abb. 12.).

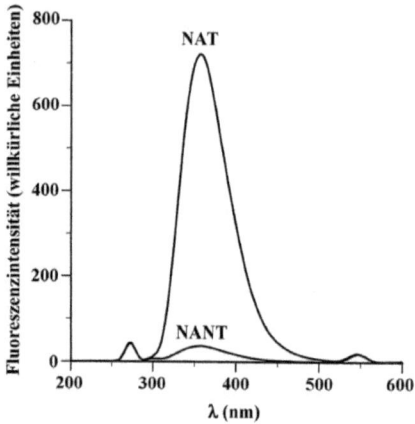

Abb. 11: Fluoreszenzintensität von NAT im Vergleich zu NANT bei einer Wellenlänge (λ_{em}) von 358 ± 5 nm nach einer Anregung bei einer Wellenlänge (λ_{exc}) von 270 ± 5 nm

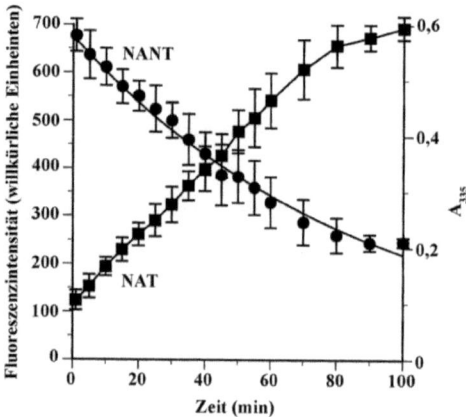

Abb. 12: Stöchiometrische Abnahme von NANT (photometrisch bei 335 nm gemessen, Verdünnung 1:1) und Zunahme von NAT (fluorometrischer Nachweis bei λ_{em} = 358 ± 5 nm nach Anregung bei λ_{exc} = 270 ± 5 nm, 10fache Verdünnung) in der Reaktion von 200 µM NANT und 200 µM Adrenalin unter Raumtemperatur in 50 mM Phosphatpuffer pH 7,4

Ergebnisse

Analog zu Abb. 12 wurde ebenfalls eine quantitative Konversion von NANT zu NAT in der Reaktion von 200 µM NANT und 200 µM Ascorbinsäure über einen Zeitraum von 120 Minuten bei Raumtemperatur beobachtet (Abb. 13).

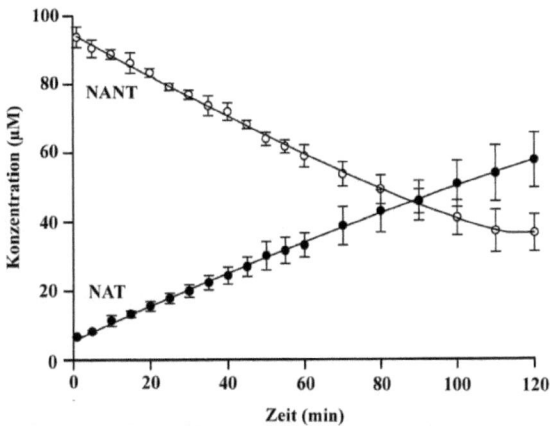

Abb. 13: Stöchiometrische Abnahme der NANT-Konzentration (photometrisch bei 335 nm gemessen, Verdünnung 1:1) und Zunahme der NAT-Konzentration (fluorometrischer Nachweis bei $\lambda_{em} = 358 \pm 5$ nm nach Anregung bei $\lambda_{exc} = 270 \pm 5$ nm, 10fache Verdünnung) in der Reaktion von 200 µM NANT und 200 µM Ascorbinsäure unter Raumtemperatur in 50 mM Phosphatpuffer pH 7,4

Serotonin konnte für die fluorometrischen Messungen nicht verwendet werden, da Serotonin als Tryptophan-Derivat eine Eigenfluoreszenz bei einer Wellenlänge λ_{em} von 358 ± 5 nm aufweist.

Eine weitere Methode zur Identifizierung und Quantifizierung des nicht-nitrosierten Tryptophan-Derivates ist neben der fluorometrischen Bestimmung die kapillarelektrophoretische Auftrennung. In Abb. 5 wurde bereits auf die Abnahme der NANT-Konzentration in der Reaktion von 0,9 mM NANT und 5 mM Ascorbinsäure nach einer Stunde unter Raumtemperatur in 50 mM Phosphatpuffer pH 7,4 auf $0,42 \pm 0,03$ mM hingewiesen. Zu diesem Zeitpunkt betrug die NAT-Konzentration $0,52 \pm 0,03$ mM. Nach 3,5 Stunden stieg die NAT-Konzentration weiter auf $0,86 \pm 0,02$ mM an, NANT konnte bei einer Detektionsgrenze von < 5 µM nicht mehr nachgewiesen werden.

Während nach 3,5 Stunden eine fast quantitative Umwandlung von 0,9 mM NANT zu 0,86 ± 0,02 mM NAT (entspricht 95%) zu verzeichnen ist, beträgt die NAT-Konzentration aus der Hydrolyse von 1,1 mM NANT nach 4 Stunden nur 0,71 ± 0,09 mM (entspricht 64,5%).
Ähnliche Ergebnisse wurden für die Reaktion von NOMela mit Serotonin (jeweils 20 mM) gefunden. Auch in dieser Reaktion standen die Zunahme der Melatonin- und die Abnahme der NOMela-Konzentration in einem stöchiometrischen Verhältnis.

Zum Erreichen einer größtmöglichen Sicherheit (für eine potenzielle pharmakologische Anwendung), dass nur das nicht-nitrosierte Tryptophan-Derivat und keine weiteren Tryptophan-Abkömmlinge in der Reaktion mit Substanzen mit aktivierten Hydroxylgruppen entstehen, wurde die Rückbildung von NAT/NOMela zusätzlich im NMR untersucht.

Zur Suche nach weiteren Nitrosierungs- oder Nitrierungsprodukten von NAT wurden ^{13}C-NMR-Spektren von der Reaktion von 100 mM ^{15}N-NANT und 100 mM Brenzkatechin in 50 mM Phosphatpuffer pH 7,4 aufgenommen. Die Spektren zeigten nach einer Reaktionszeit von vier Tagen neben Brenzkatechin (Catechol) nur noch eine geringe NANT-Menge sowie NAT als einziges Produkt dieser Reaktion. Weitere Produkte wie 1-NO$_2$-NAT oder 6-NO$_2$-NAT waren bei einer Nachweisgrenze von ca. 8% nicht nachweisbar.

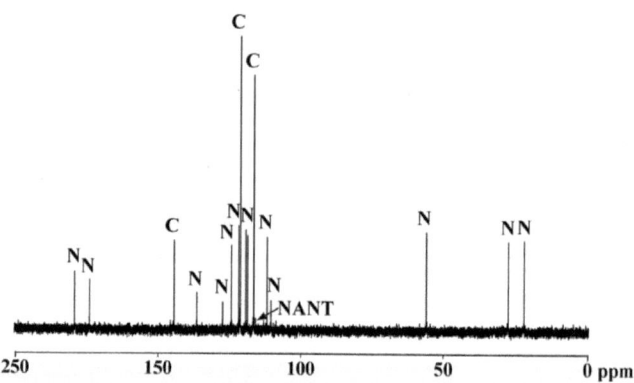

Abb. 14: ^{13}C-NMR-Spektrum der Produkte der Reaktion von 100 mM ^{15}N-NANT und 100 mM Brenzkatechin nach einer Reaktionszeit von vier Tagen bei Raumtemperatur in 50 mM Phosphatpuffer pH 7,4 mit 10% D$_2$O. Das Brenzkatechin-Signal ist mit „C" (Catechol) gekennzeichnet, „N" steht für NAT; s. auch Schema 8 (Anhang)

Ergebnisse

NMR-Daten in Phosphatpuffer:

NANT: δ = 22,06/22,1 ppm (CH$_3$), 27,6/27,4 ppm (β-CH$_2$), 54,6/54,8 ppm (α-CH), 113,5/111,3 ppm (C-3), 115,7/119,1 ppm (C-7), 120,2/121,8 ppm (C-6), 125,6/125,56 ppm (C-5), 126,3/122,6 ppm (C-4), 126,8/127,8 ppm (C-2), 129,7/129,5 ppm (C-3a), 135,4/128,4 ppm (C-7a), 173,5/173,4 ppm (C=O), 177,6/177,8 ppm (COOH)

NAT: δ = 22,1 ppm (CH$_3$), 27,6 ppm (β-CH$_2$), 56,1 ppm (α-CH$_3$), 110,5 ppm (C-3), 112,0 ppm (C-7), 118,7 ppm (C-5), 119,3 ppm (C-6), 121,9 ppm (C-4), 124,4 ppm (C-2), 127,4 ppm (C-3a), 136,3 ppm (C-7a), 173,4 ppm (C=O), 178,7 ppm (COOH)

Brenzkatechin: δ = 116,5 ppm (C-3, C-6), 121,2 ppm (C-4, C-5), 144,3 ppm (C-1, C-2)

Die exklusive Transformation von NOMela zu Melatonin wird im ^{1}H-NMR in der Reaktionslösung von 5 mM NOMela und 5 mM Serotonin in einem Phosphatpuffer/D$_6$-DMSO-Gemisch (80%/20%) wiedergegeben.

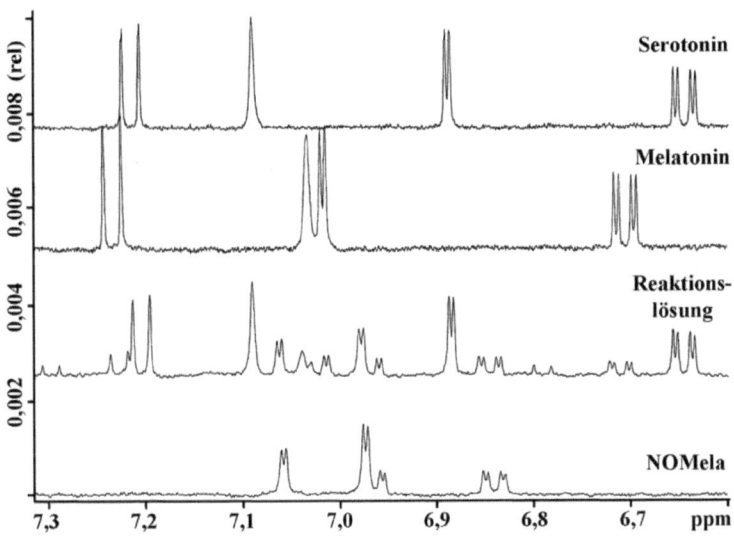

Abb. 15: ^{1}H-NMR-Spektrum der Reaktion von 5 mM NOMela und 5 mM Serotonin in einer 50 mM Phosphatpuffer (pH 7,4)-/D$_6$-DMSO-Lösung (80%/20%) mit Darstellung der einzelnen Spektren der Reaktionslösung, der Edukte NOMela und Serotonin sowie dem Produkt Melatonin

Ergebnisse

Im Protonen-NMR lassen sich außer Melatonin ebenfalls keine weiteren Produkte nachweisen (Abb. 15). Auch hier findet eine quantitative Umsetzung von NOMela zu Melatonin statt. Über Terephthalsäure als internen Standard wurde die Konzentration von NOMela und Melatonin im Protonen-NMR ermittelt. Die Summe der NOMela- und der Melatonin-Konzentration betrug über einen Zeitraum von 12 Stunden stets 5 ± 0,3 mM (Abb. 16).

Folglich ist auch im NMR für die Reaktion von NOMela mit aktivierten Hydroxylgruppen eine Melatonin-Bildung in stöchiometrischer Konzentration nachweisbar, weitere Melatonin-Produkte lassen sich im NMR nicht identifizieren.

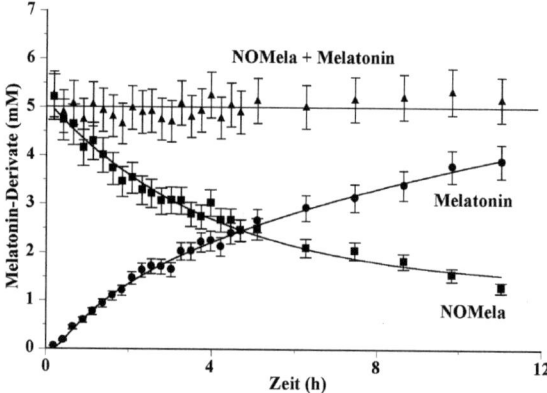

Abb. 16: Nachweis der stöchiometrischen Melatonin-Bildung in der Reaktion von 5 mM NOMela und 5 mM Serotonin unter Raumtemperatur in einem Phosphatpuffer/D_6-DMSO-Gemisch (80%/20%) mittels Terephthalsäure als internen Standard im ^{1}H-NMR

Im Protonen-NMR konnte des Weiteren nachgewiesen werden, dass in einer Reaktionslösung aus 5 mM Serotonin und 5 mM NOMela Serotonin nur zu ca. 50% verbraucht wurde (Abb. 17).

Ergebnisse

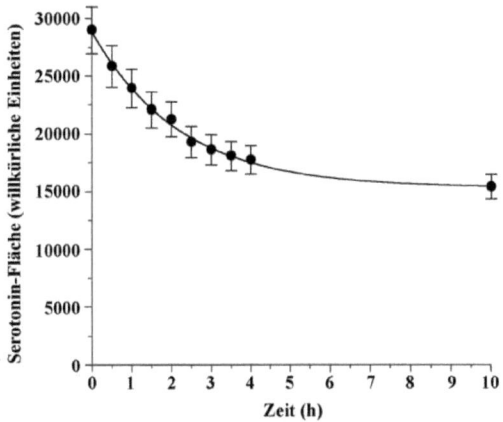

Abb. 17: Kinetik der Serotonin-Konzentration während der Reaktion von 5 mM NOMela und 5 mM Serotonin in einem Phosphatpuffer/D_6-DMSO-Gemisch (80%/20%) über die Abnahme der Signalintensität im ^{1}H-NMR über 10 Stunden

Diese Beobachtung deutet auf eine (Rück-)Bildung von Serotonin im Verlauf der Reaktion hin.

3.4 Identifizierung von weiteren Produkten

Die Bildung des Radikals NO legt nahe, dass bei der Reaktion von nitrosierten Tryptophan-Derivaten mit aktivierten Hydroxylgruppen ein weiteres Radikal gebildet wird. Diese Hypothese bestätigte sich in den Elektronenspin-Resonanz (ESR)- Messungen. So konnte in der Reaktion von 7,5 mM NANT mit 7,5 mM Ascorbinsäure bereits in den ersten beiden Minuten das Acorbylradikal-Anion im ESR-Spektrum (Abb. 18A) nachgewiesen werden. Erwartungsgemäß verringerte sich die Intensität des Signals über die Zeit (Abb. 18B). Die ESR-Ergebnisse stehen daher im Einklang mit den in 3.1 beschriebenen Ergebnissen, dass auch die NO-Bildungsrate zeitabhängig verläuft. Das Ascorbylradikal-Anion unterliegt einem bimolekularen Selbstabbau ($k = 6 \times 10^{-7}$ $M^{-1}s^{-1}$), der jedoch den Nachweis dieses noch relativ langlebigen Radikals über ESR-Messungen erlaubt. Der extrem lange Nachweis des Ascorbylradikal-Anions über eine Stunde kann aber nur mit einer kontinuierlichen Neubildung des Radikals erklärt werden.

Ergebnisse

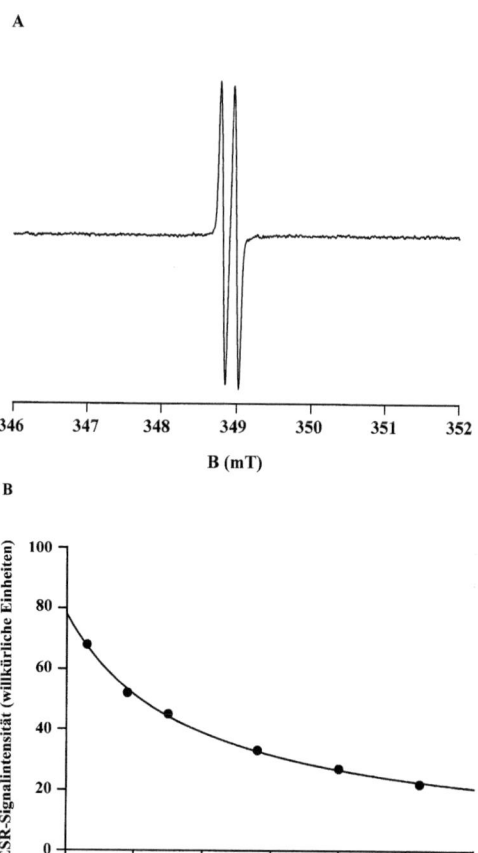

Abb. 18: ESR-Spektrum des Ascorbylradikal-Anions, welches in der Reaktion von 7,5 mM NANT mit 7,5 mM Ascorbinsäure in 50 mM Phosphatpuffer (pH 7,4) gebildet wurde (A) sowie dessen Abfall der Intensität über die Zeit (B); B = magnetische Flussdichte in Tesla (T)

Unter Hypoxie wurde ein Anstieg des Ascorbylradikal-Anions beobachtet, was durch die Reaktion des Ascorbylradikal-Anions mit molekularem Sauerstoff (k = 5,0 x 10^2 $M^{-1}s^{-1}$) erklärt wird. Diese Reaktion findet unter Hypoxie nicht statt, so dass mehr Ascorbylradikal-Anionen im ESR detektiert werden konnten.

Ergebnisse

Für die Betrachtung der Catecholamine war die Löslichkeit von Adrenalin in Phosphatpuffer zu gering, so dass Dopamin als Vertreter des Catecholamine für die ESR-Messungen verwendet wurde. Analog zur vorher beschriebenen Reaktion mit Ascorbinsäure war in der Reaktion von 7,5 mM Dopamin mit 7,5 mM NANT das Dopaminradikal-Anion im ESR detektierbar (Abb. 19). Auch hierbei fand sich eine Abnahme der Signalintensität des Radikal-Anions über die Zeit.

Diese Ergebnisse bestätigten sich ebenfalls für das Brenzkatechinradikal-Anion, welches in den ESR-Spektren der Reaktionslösung von 7,5 mM Brenzkatechin und 7,5 mM NANT in 50 mM Phosphatpuffer (pH 7,4) identifiziert werden konnte (Abb. 20). Analog zum Dopaminradikal- und Ascorbylradikal-Anion wurde eine Abnahme der Signalintensität über die Zeit aufgezeichnet. Im Gegensatz zum Ascorbylradikal-Anion war in der Reaktion von Brenzkatechin und NANT unter Hypoxie eine 8fache Reduktion der Signalintensität des Radikal-Anions feststellbar (Abb. 20).

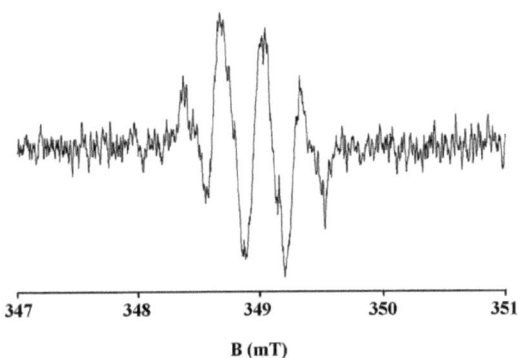

Abb. 19: ESR-Spektrum des Dopaminradikal-Anions in der Reaktion von 7,5 mM Dopamin und 7,5 mM NANT in 50 mM Phosphatpuffer (pH 7,4) unter Normoxie; B = magnetische Flussdichte in Tesla (T)

Ergebnisse

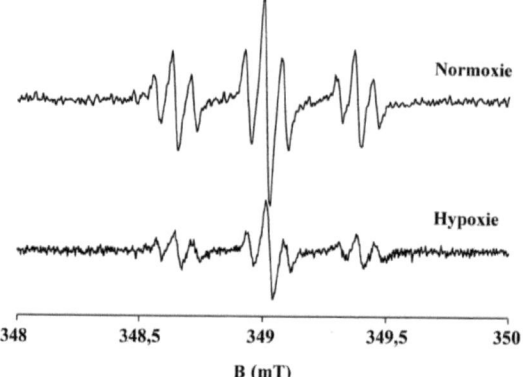

Abb. 20: ESR-Spektren des Brenzkatechinradikal-Anions in der Reaktionslösung von 7,5 mM Brenzkatechin und von 7,5 mM NANT in 50 mM Phosphatpuffer (pH 7,4) unter Normoxie sowie unter Hypoxie; B = magnetische Flussdichte in Tesla (T)

Das Serotoninradikal-Anion konnte in einer Reaktionslösung von 7,5 mM Serotonin und 7,5 mM NOMela über ESR-Messungen nicht nachgewiesen werden, auch der Ersatz von 7,5 mM NOMela durch NANT konnte kein Spektrum des Serotoninradikal-Anions liefern. Dieses wird durch den raschen bimolekularen Selbstabbau der Phenoxylradikale erklärt, der diffusionskontrolliert (Alfassi,

Shoute, 1993) und damit um einige Größenordnungen schneller als beim Ascorbylradikal-Anion erfolgt.

Das Vorliegen zweier Radikale, NO und Radikalanionen, deutet auf die Bildung eines Arylnitrits als kurzlebiges Intermediat, welches dann in NO und in das entsprechende Arylradikal-Anion zerfällt.

Zur Erkennung weiterer Intermediate der Substanzen mit aktivierten Hydroxylgruppen wurden neben ESR-Messungen auch NMR-Spektren aufgenommen.
So wurde zur Beantwortung der Frage nach möglichen Nitrierungs-Produkten des Brenzkatechins ^{13}C-angereichertes Brenzkatechin für die ^{13}C-NMR-Spektren verwendet. Während und nach der Reaktion von 10 mM ^{13}C-Brenzkatechin und 10 mM ^{15}N-NANT konnten keine Nitrierungsprodukte des Brenzkatechins nachgewiesen werden. Ähnliche Ergebnisse wurden mit nicht-angereichertem Brenzkatechin (100 mM Brenzkatechin und 100 mM ^{15}N-NANT, Abb. 14) beobachtet, wobei hier die Aussage-kraft durch eine Nachweisgrenze von 8% begrenzt wird.

Ergebnisse

Über die pH-Abhängigkeit der photometrischen Messungen und der NO-Messungen an der NO-Elektrode wurden mit Unterstützung einer Banden-Identifikationssoftware weitere Reaktionsprodukte identifiziert

In der Betrachtung der unterschiedlichen photometrischen Spektren für die Abnahme der Extinktion bei 335 nm fielen unterschiedliche Kurvenverläufe auf, je nachdem welche Substanz mit aktivierter Hydroxylgruppe als Edukt verwendet wurde. Der Kurvenverlauf der photometrischen Spektren bei 335 nm zeigte für die Reaktion von 100 µM Brenzkatechin und 100 µM NANT einen annähernd linearen Verlauf, wohingegen die Reaktion von 100 µM NANT und 100 µM Adrenalin durch ein eher wellenförmiges Profil gekennzeichnet war. Im alkalischen Milieu verstärkte sich das wellenförmige Profil des Graphen (Abb. 21). Der Graph kann in drei Abschnitte eingeteilt werden: einem initialen Abschnitt (0-300 s), einem mittleren Abschnitt (300-1100 s) sowie einem letzten Abschnitt (1100-1800 s). Der erste Abschnitt ist bei jedem pH-Wert annähernd linear und spiegelt die initiale bimolekulare Reaktion von NANT und Adrenalin wieder. Im Gegensatz dazu scheint im letzten Abschnitt (1100 bis 1800 s) der Graph einer Reaktion erster Ordnung zu folgen, die bei pH 7,4 einer Geschwindigkeitskonstante von $k = (4{,}3 \pm 0{,}9) \times 10^{-4}\ s^{-1}$ entspricht. Der mittlere Abschnitt (ca. 300 bis 1100 s) könnte durch die Bildung eines Intermediates bedingt sein, welches bei 335 nm im Vergleich zu NANT eine relativ große optische Dichte zeigen würde.

Messungen mit einem pH-Wert unter 6,5 waren aufgrund der zunehmend in den Vordergrund tretenden Hydrolysereaktion nicht mehr für die bimolekulare Reaktion von NANT und Adrenalin aussagekräftig.

Ergebnisse

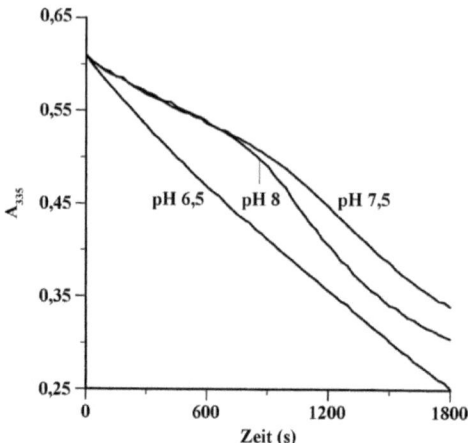

Abb. 21: pH-Abhängigkeit der Reaktion von 100 µM NANT und 100 µM Adrenalin in 50 mM Phosphatpuffer (pH 7,4) bei 37 °C unter Betrachtung der Abnahme der optischen Dichte bei 335 nm (Abnahme der NANT-Konzentration); A = Absorption

Neben der photometrischen Abnahme der optischen Dichte bei 335 nm als Hinweis für die Abnahme der NANT-Konzentration zeigten auch die an der NO-Elektrode gemessenen NO-Freisetzungsraten eine pH-Abhängigkeit (Abb. 22). Analog zur ersten Phase der Adrenalin-NANT-Reaktion, bei der sich photometrisch eine größere Abnahme der NANT-Konzentration im sauren Milieu zeigt, sind auch die initialen NO-Freisetzungsraten in der Reaktion von 100 µM Adrenalin und 100 µM NANT bei 25 °C bei niedrigerem pH-Wert signifikant größer als bei einem höheren pH-Wert.

Ergebnisse

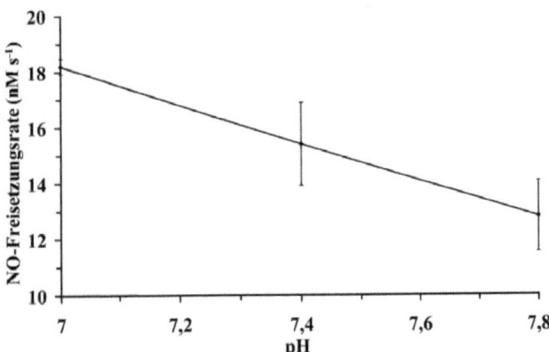

Abb. 22: pH-Abhängigkeit der initialen NO-Freisetzungsraten für die Reaktion von 100 µM NANT und 100 µM Adrenalin bei 25 °C in 50 mM Phosphatpuffer (pH 7-7,8)

Der Veränderung der photometrischen Spektren von 200 bis 600 nm in der Reaktion von 100 µM Adrenalin und 100 µM NANT bei 37 °C in 50 mM Phosphatpuffer bei einem pH-Wert von 7,4 ergibt in der Zusammenschau über 30 Minuten vier isosbestische Punkte (Abb. 23: bei 236 nm, 276 nm, 309 nm und 410 nm). Durch das Vorhandensein von isosbestischen Punkten wird ein langlebiges Intermediat in relevanten Konzentrationen ausgeschlossen. Dennoch kann es kurzlebige Intermediate geben, die weiter zerfallen könnten.

Ein Anstieg der Absorption findet sich z.B. bei 487 nm, welches als Extinktions-maximum für Adrenochrom (Abb. 24) bekannt ist. Die Adrenochrom-Bildung konnte in der Reaktion von NANT bzw. NOMela und Adrenalin photometrisch nachgewiesen werden.

Ergebnisse

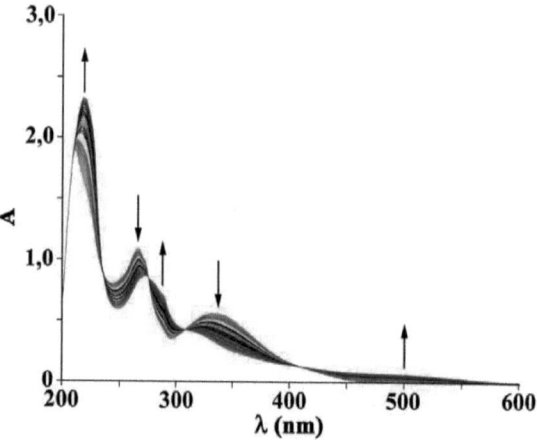

Abb. 23: Veränderung im photometrischen Spektrum (Wellenlängen 200 bis 600 nm) in der Reaktion von 100 µM NANT und 100 µM Adrenalin in 50 mM Phosphatpuffer (pH 7,4) über einen Zeitraum von 30 Minuten; A = Absorption

A

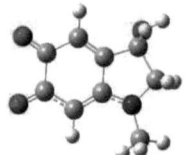

B

Abb. 24: Räumliche Darstellung der Atome (A) sowie Strukturformel (B) von Adrenochrom (hellgrau = Kohlenstoffatom, weiß = Wasserstoffatom, dunkelgrau = Sauerstoff- bzw. Stickstoffatom)

In der Reaktion von 100 µM Adrenalin und 100 µM NANT wurde bei 25 °C in 50 mM Phosphatpuffer (pH 7,4) eine Adrenochrom-Konzentration von 12,1 ± 1,01 µM über die Extinktion bei 487 nm nach 30 Minuten gemessen. Bei 37 °C war unter sonst gleichen Bedingungen eine Adrenochrom-Konzentration von 26,9 ± 1,76 µM detektierbar. Die Adrenochrom-Entstehung kann nicht durch die Adrenalin-Autoxidation erklärt werden, da durch die Autoxidation von 100 µM Adrenalin in 50 mM Phosphatpuffer (pH 7,4) max. 2,9 ± 0,99 µM Adrenochrom bei 37 °C nach 30 Minuten gebildet werden (Abb. 25).

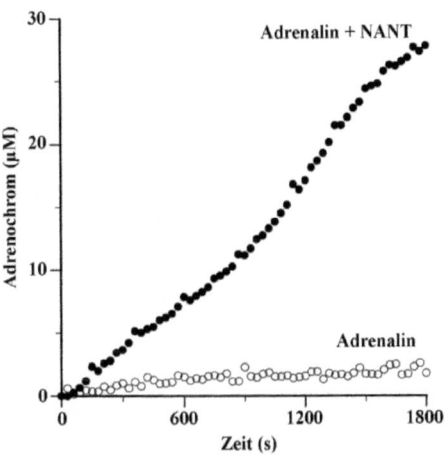

Abb. 25: Adrenochrom-Bildung in der Reaktion von 100 µM NANT und 100 µM Adrenalin bei 37 °C in 50 mM Phosphatpuffer (pH 7,4) (●) sowie durch die Autoxidation von 100 µM Adrenalin unter gleichen Bedingungen (○)

Zur Überprüfung des Einflusses von Adrenochrom auf die Extinktion bei 335 nm wurden die UV-Vis-Spektren mit einer Banden-Identifikations-Software untersucht, mit der unterlagerte Banden aufgespürt werden können. Die jeweils verwendeten Substanzen wurden zunächst auf ihre einzelnen Banden hin untersucht. Dieses ist exemplarisch für 100 µM NANT in Abb. 26 dargestellt. Zu Beginn der Reaktion von NANT und Adrenalin waren zunächst die für Adrenochrom typischen Banden nicht erkennbar (Abb. 27). Nach einer Reaktionszeit von 17,5 Minuten zeigten sich in den photometrischen Spektren Banden von Adrenochrom, andere Intermediate waren nicht ersichtlich. Adrenochrom zeigte ebenfalls ein Maximum in der Extinktion bei 332 nm (Tab 3), so dass die optische Dichte bei 335 nm mindestens für die letzten 12,5 Minuten der beobachteten Reaktion von der Adrenochrom-Bildung beeinflusst werden.

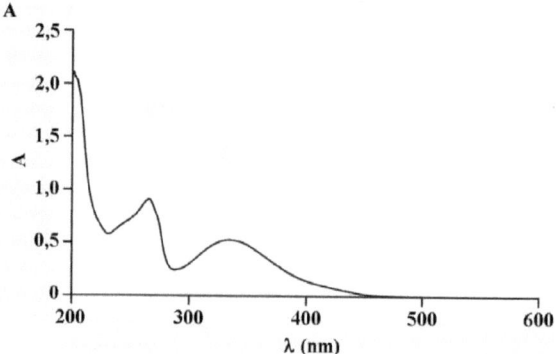

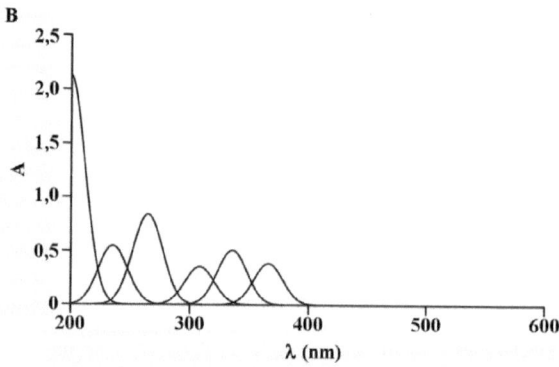

Abb. 26: Photometrisches Spektrum von 200 bis 600 nm von 100 µM NANT in 50 mM Phosphatpuffer (pH 7,4) vor (A) sowie nach Anwendung der Banden-Identifikations-Software zur Identifizierung verborgener Banden (B); A = Absorption

Die Zuordnung der Banden zu den einzelnen Substanzen erfolgte zum einen auf experimenteller Basis über die Analyse der Einzelsubstanzen (jeweils in einer Konzentration von 100 µM) und anschließender Betrachtung der Banden mit der Banden-Identifikations-Software, zum anderen konnten die Banden mit Hilfe der TD-DFT-Methode (Dichte-Funktions-Theorie) berechnet werden (Tab. 3). Die experimentellen Werte und über die Banden-Identifikationssoftware entschlüsselten Banden stimmten mit den theoretischen Werten überein.

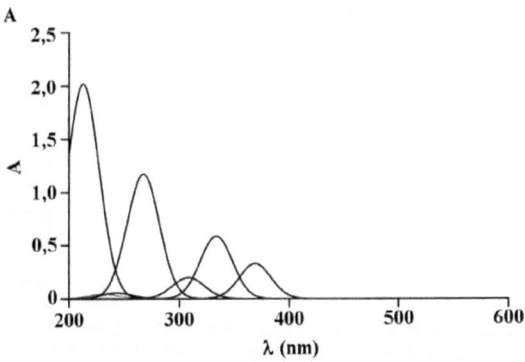

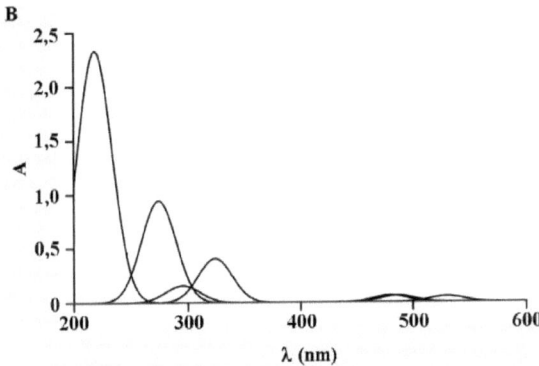

Abb. 27: Photometrisches Spektrum der Reaktion von 100 µM NANT und 100 µM Adrenalin bei 37 °C in 50 mM Phosphatpuffer (pH 7,4) zu Beginn der Reaktion (A) sowie nach 30 Minuten (B) mit einzelnen unterlagerten Banden, die über die Banden-Identifikations-Software entschlüsselt wurden; A = Absorption

Alle ermittelten Banden waren durch Adrenochrom als intermediär gebildetes Produkt erklärbar.

Tab. 3: Aufspaltung der Banden von NANT und Adrenochrom über die experimentelle Analyse der photometrischen Spektren (Exp.) und Berechnung der einzelnen überlagerten Banden in der Banden-Identifikations-Software (B.-Software) sowie theoretisch über die Dichte-Funktionstheorie (TD-DFT) berechneten Banden

Adrenochrom					NANT						
								TD-DFT			
Exp.	B.-Software		TD-DFT		Exp.	B.-Software		Z-Konformer		E-Konformer	
λ/nm	λ/nm	Fl.	λ/nm	f	λ/nm	λ/nm	Fl.	λ/nm	f	λ/nm	f
218,9	219,4	69,9	223,9	0,004	201,0	199,7	65,9	212,8	0,015	210,8	0,013
			228,3	0,231				225,6	0,079	228,9	0,088
	271,9	8,5	278,3	0,021		236,0	17,0	236,7	0,013	235,7	0,010
303,8	303,5	35,5	296,7	0,305	265,7	264,8	26,0	241,0	0,399	240,7	0,368
	332,4	7,1	323,1	0,000		308,3	11,0	299,9	0,218	-	-
	368,7	4,9	-	-	334,8	335,5	15,7	-	-	320,5	0,203
	435,9	9,6	-	-		365,5	12,0	364,5	0,041	365,8	0,061
	483,8	10,3	-	-				429,0	0,001	432,3	0,001
486,6	487,5	10,4	492,8	0,074							
	523,2	8,2	513,9	0,000							
	577,6	2,6	-	-							

Exp (experimentell), B.-Software (Banden-Identifikationssoftware), TD-DFT (Dichte-Funktionstheorie), λ (Wellenlänge), Fl. (Fläche), f (Oszillatorfrequenz); s. Schema 7 (Anhang)

Der Einfluss von Superoxidanionen in der Reaktion von NANT und Adrenalin wurde photometrisch untersucht. Es wäre eine Adrenalin-induzierte Superoxidanion-Bildung vorstellbar, die die Reaktion von nitrosierten Tryptophanderivaten und Adrenalin beeinflussen oder katalysieren könnte. Daher wurden Experimente mit Superoxiddismutase durchgeführt, durch die Superoxidanionen aus der Reaktionslösung eliminiert werden. Die NANT-Abnahmerate wurde für die ersten 210 s errechnet. Es wurde kein signifikanter Unterschied der Abnahmerate in An- oder Abwesenheit von 300 U ml^{-1} Superoxiddismutase bei 25 °C gefunden (Tab. 4). Zu Beginn schien bei äquimolaren Konzentrationen ein Einfluss der SOD erkennbar. Insbesondere bei höheren

Konzentrationen, bei denen auch mehr Superoxid gebildet werden müsste, war dieser Effekt nicht mehr vorhanden.

Tab. 4: NANT-Abnahmeraten in der Reaktion von Adrenalin und NANT (jeweils 100 µM bzw. 700 µM) bei 25 °C in An- und Abwesenheit von 300 U ml^{-1} Superoxiddismutase (SOD) photometrisch durch die Abnahme der optischen Dichte bei 335 nm den ersten 210 s der Reaktion in 50 mM Phosphatpuffer (pH 7,4) bestimmt

Reaktanten	NANT-Abnahmerate nM s^{-1}
100 µM NANT + 100 µM Adrenalin	14,8 ± 4,1
100 µM NANT + 100 µM Adrenalin + 300 U ml^{-1} SOD	20,5 ± 2,9
100 µM NANT + 700 µM Adrenalin	30,2 ± 3,1
100 µM NANT + 700 µM Adrenalin + 300 U ml^{-1} SOD	32,1 ± 5,0
700 µM NANT + 100 µM Adrenalin	53,5 ± 10,1
700 µM NANT + 100 µM Adrenalin + 300 U ml^{-1} SOD	41,9 ± 5,1

SOD (Superoxiddismutase)

Zusätzlich zum Einfluss der Superoxidanionen wurde der Einfluss von Sauerstoff in einer Hypoxie-Kammer mit einer residualen Sauerstoffkonzentration von 1-2 µM O_2 untersucht. Die Ergebnisse der ESR-Messungen unter Hypoxie wurden bereits in 3.4.1 geschildert. Die photometrisch durch die Abnahme der optischen Dichte bei 335 nm bestimmten NANT-Abnahmeraten für die ersten 210 s der Reaktion von 100 µM NANT und 100 µM Ascorbinsäure, 100 µM Adrenalin und 100 µM Serotonin bei 30 °C unter Normoxie und unter Hypoxie sind in Tab. 5 aufgelistet. Es ist lediglich für Adrenalin ein signifikanter Einfluss von Sauerstoff in den photometrischen Bestimmungen der NANT-Abnahmerate bei 30 °C erkennbar.

Tab. 5: NANT-Abnahmeraten (photometrisch über die Abnahme der optischen Dichte bei 335 nm in den ersten 210 s der Reaktion bestimmt) bei 30 °C unter hypoxischen und normoxischen Bedingungen in 50 mM Phosphatpuffer bei pH 7,4

Reaktanten	Sauerstoffeinfluss	Abnahmerate nM s^{-1}
100 µM NANT + 100 µM Ascorbinsäure	Normoxie	30,1 ± 3,9
100 µM NANT + 100 µM Ascorbinsäure	Hypoxie	26,2 ± 4,2
100 µM NANT + 100 µM Adrenalin	Normoxie	24,0 ± 2,5
100 µM NANT + 100 µM Adrenalin	Hypoxie	10,0 ± 1,6
100 µM NANT + 100 µM Serotonin	Normoxie	26,0 ± 2,4
100 µM NANT + 100 µM Serotonin	Hypoxie	30,1 ± 6,5

3.5 Hinweise auf die Reaktionsordnung

Unter der Annahme, dass es sich bei der bimolekularen Reaktion zwischen den nitrosierten Tryptophan-Derivaten NANT und NOMela mit physiologischen Substanzen, die aktivierte Hydroxylgruppen besitzen, um eine Reaktion zweiter Ordnung handelt, wurde die NANT- bzw. NOMela-Abnahmerate zur Bestimmung der Geschwindigkeitskonstante photometrisch bestimmt. Im Allgemeinen ist für eine Reaktion zweiter Ordnung die Geschwindigkeitskonstante über das Produkt der Konzentrationen beider Edukte berechenbar. Für den Spezialfall, dass beide Edukte die gleiche Ausgangskonzentration besitzen, vereinfacht sich die Berechnung der Geschwindigkeitskonstante. In diesem Fall nimmt der Kehrwert der Reaktant-Konzentration linear mit der Zeit zu. Daher wurden zur Bestimmung der Geschwindigkeitskonstante zunächst gleiche Konzentrationen von NANT bzw. NOMela und Substanzen mit aktivierten Hydroxylgruppen, jeweils 100 µM, eingesetzt. Photometrisch wurde zunächst die Abnahmerate für den ersten (linearen) Abschnitt von 210 Sekunden bestimmt. Dieses wird in Abb. 28 exemplarisch an einer Beispiel-Kurve für die Reaktion von 100 µM NOMela und 100 µM Serotonin bei 25 °C dargestellt. Da die Kurve nicht durchgehend einen linearen Verlauf zeigt, ging jeweils die initiale Abnahme in den ersten 210 s über die Steigung der Ausgleichsgeraden in die Berechnungen der Abnahmerate ein.

Ergebnisse

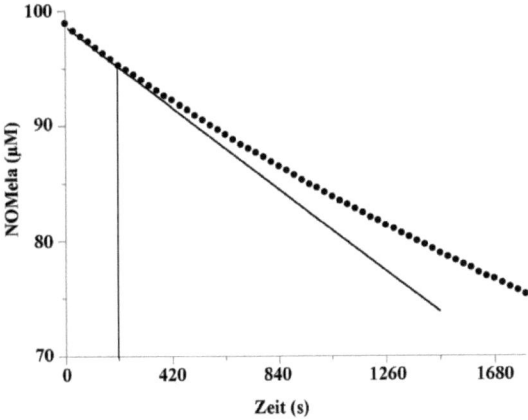

Abb. 28: Abnahme der NOMela-Konzentration in der Reaktion von 100 µM Serotonin und 100 µM NOMela bei 25 °C in 50 mM Phosphatpuffer (pH 7,4) über die optische Dichte bei 346 nm im Photometer ermittelt; für die NO-Mela-Abnahmerate wurde die Steigung des annähernd linearen Abschnitts in den ersten 210 s der Reaktion bestimmt

Das Extinktionsspektrum zeigte für Xanthurensäure ebenfalls eine Absorption bei 335 nm, so dass Xanthurensäure nicht für die photometrischen Messungen zur Verfügung stand.

Die Abnahmeraten für äquimolare Ausgangskonzentrationen von 100 µM werden in Tab. 6 aufgelistet. Am schnellsten wird NOMela in der Reaktion mit Ascorbinsäure bei 37 °C (51,6 ± 1,2 nM s^{-1}) abgebaut. Analog dazu wurde in der Reaktion von Ascorbinsäure mit nitrosierten Tryptophan-Derivaten am schnellsten und am meisten NO frei (Tab. 1-2). Vor allem bei der Reaktion mit Ascorbinsäure, aber auch bei der Reaktion mit Serotonin bei 37 °C scheint beim Einsatz von NOMela mehr nitrosiertes Tryptophan-Derivat abgebaut zu werden als mit NANT. Erwähnenswert ist, dass im Vergleich der NO-Freisetzungsraten mit NANT schneller NO freigesetzt wurde als mit NOMela (Tab. 1). Die schnellere NOMela-Abnahme am Photometer wird durch eine größere Instabilität von NOMela gegenüber Licht bedingt. Durch die Methode der Photometrie wird vermutlich mehr NOMela durch die Photolyse abgebaut als bei NANT. Damit relativiert sich der Unterschied zwischen NOMela und NANT.

Ergebnisse

Tab. 6: NANT/NOMela-Abnahmeraten mit photometrischer Bestimmung bei 335 nm in den ersten 210 Sekunden der Reaktion zwischen nitrosierten Tryptophan-Derivaten und Substanzen mit aktivierten Hydroxylgruppen (jeweils 100 µM)

Reaktant 100 µM	nitrosierte Verbindung 100 µM	Temperatur °C	Abnahmerate $nM\,s^{-1}$
Ascorbinsäure	NANT	25	28,4 ± 3,9
Ascorbinsäure	NANT	37	56,5 ± 2,4
Ascorbinsäure	NOMela	25	36,9 ± 2,8
Ascorbinsäure	NOMela	37	51,6 ± 1,2
Adrenalin	NANT	25	14,8 ± 4,1
Adrenalin	NANT	37	25,6 ± 2,5
Adrenalin	NOMela	25	16,7 ± 4,2
Adrenalin	NOMela	37	25,6 ± 1,5
Brenzkatechin	NANT	25	21,5 ± 2,8
Brenzkatechin	NANT	37	37,5 ± 4,0
Dopamin	NANT	25	20,4 ± 3,4
Dopamin	NANT	37	26,2 ± 3,4
HIAA	NANT	37	20,5 ± 2,9
HIAA	NOMela	37	33,6 ± 3,6
HO-Trp	NANT	37	20,9 ± 7,0
HO-Trp	NOMela	37	32,4 ± 3,9
Serotonin	NANT	25	24,0 ± 3,4
Serotonin	NANT	37	27,3 ± 1,8
Serotonin	NOMela	25	19,4 ± 3,1
Serotonin	NOMela	37	35,9 ± 4,6

Im Vergleich der Catecholamine untereinander bestehen bis auf die eher niedrige Abnahmerate bei 37 °C in der Reaktion von NANT und Dopamin keine signifikanten Unterschiede.

Aufgrund der höheren NO-Freisetzungsraten und der schnelleren Abnahmerate in der Reaktion mit Ascorbinsäure gegenüber den Catecholaminen, ist ein anderer Reaktionsweg in der Reaktion zwischen Ascorbinsäure, den Catecholaminen und Serotonin und seinen Derivaten zu erwarten. Zur weiteren Einordnung des Reaktionsmechanismus und der Reaktionsordnung wurden die NANT-/NOMela-Konzentrationen bzw. die Konzentrationen der aktivierten Hydroxylgruppen variiert.

Für die Reaktion von Ascorbinsäure ergibt sich bei gleichbleibender Konzentration von 200 µM Ascorbinsäure eine lineare Abhängigkeit. Bei Erhöhung der NANT-Konzentration von 20 auf 400 µM NANT steigt die NANT-Abnahmerate um den Faktor 20 an (Abb. 29), woraus sich eine Abhängigkeit erster Ordnung für NANT in der Reaktion von Ascorbinsäure und NANT ergibt.

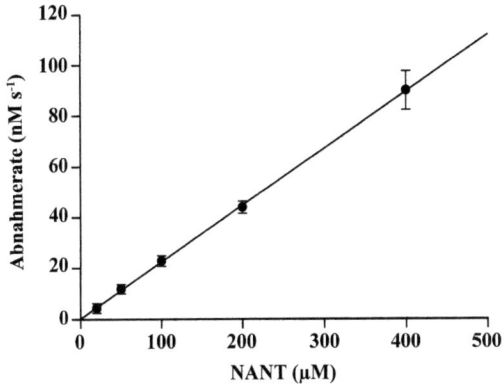

Abb. 29: Abhängigkeit der NANT-Abnahmerate von der NANT-Konzentration bei gleicher Ausgangskonzentration von 200 µM Ascorbinsäure und NANT-Konzentrationen von 20 bis 400 µM bei 37 °C in 50 mM Phosphatpuffer (pH 7,4)

Für die Reaktion zwischen NANT und Adrenalin konnte keine einfache Abhängigkeit gefunden werden. Wurde die NANT-Konzentration um den Faktor 7 bei gleicher Adrenalin-Konzentration von 100 µM gesteigert, so nahm die NANT-Abnahmerate jedoch nicht um den Faktor 7 zu, sondern lediglich um ca. den Faktor 3,5 von 14,8 ± 4,1 nM s^{-1} auf 53,5 ± 10,1 nM s^{-1} zu (Tab. 4). Wurden beide Konzentrationen versiebenfacht (700 µM Adrenalin und 700 µM NANT), so wurde ein Anstieg auf 95,8 ± 4,7 nM s^{-1} beobachtet. Damit ist die Reaktion von NANT und Adrenalin nicht zweiter Ordnung.

Bezüglich der Reaktion von Serotonin und NOMela als nitrosiertes Tryptophan-Derivat konnte bei einer fixen Konzentration von 2 mM Serotonin und einer Variation der NOMela-Konzentration von 30 auf 210 µM NOMela eine Erhöhung der NOMela-Abnahmerate um den Faktor 7 festgestellt werden (Abb. 30). Damit ist die Reaktion von NOMela und Serotonin in erster Ordnung von NOMela abhängig analog zur Reaktion von NANT und Ascorbinsäure.

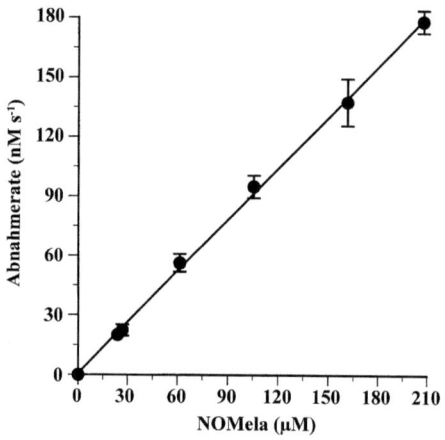

Abb. 30: Abhängigkeit der NOMela-Abnahmerate von der NOMela-Konzentration bei gleicher Ausgangskonzentration von 2 mM Serotonin und NOMela-Konzentrationen von 30 bis 210 µM bei 37 °C in 50 mM Phosphatpuffer (pH 7,4)

In der Betrachtung der Abhängigkeit der NANT-Abnahmerate von der Konzentration der Substanz mit aktivierter Hydroxylgruppen zeigt sich für die Reaktion von 100 µM mit Ascorbinsäure-Konzentrationen von 0 bis 2,5 mM eine Beschleunigung der Abnahmerate bei Erhöhung der Asorbinsäure-Konzentration (Abb. 31).

Ergebnisse

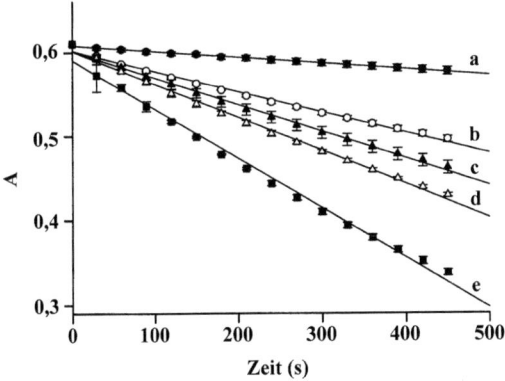

Abb. 31: Abnahme der Extinktion bei 335 nm in Abhängigkeit von der Ascorbinsäure-Konzentration (a = 0 µM, b = 50 µM, c = 100 µM, d = 200 µM, e = 2,5 mM) bei gleichbleibender NANT-Konzentration von 100 µM bei 37 °C in 50 mM Phosphatpuffer pH 7,4 über einen Zeitraum von 500 s

Im Gegensatz zur Abb. 29 ist bei analoger Auftragung der NANT-Abnahmerate in Abhängigkeit von der Ascorbinsäure-Konzentration (0-2500 s) bei gleichbleibender NANT-Konzentration von 100 µM eine Sättigungskurve mit einem Grenzwert von ca. 105 $nM^{-1}s^{-1}$ bei Ascorbinsäure-Konzentrationen von > 1 mM erkennbar (Abb. 32).

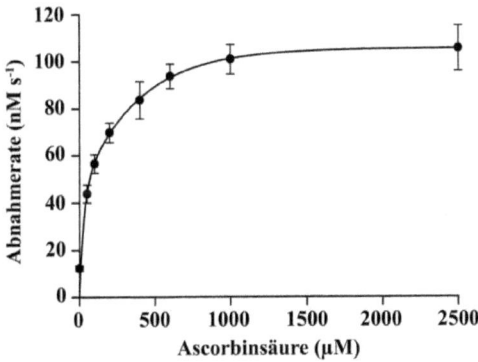

Abb. 32: Abhängigkeit der NANT-Abnahmerate von der Ascorbinsäure-Konzentration bei gleicher Ausgangskonzentration von 100 µM NANT und Ascorbinsäure-Konzentrationen von 0 bis 2500 µM bei 37 °C in 50 mM Phosphatpuffer (pH 7,4)

Ergebnisse

Aus diesen Daten kann eine Reaktionsordnung von $^1/_3$ in Abhängigkeit von der Ascorbinsäure-Konzentration errechnet werden. Reaktionen mit gebrochener Ordnung sprechen für das Vorliegen von reaktiven Intermediaten, in diesem Fall dem Ascorbylradikal (Abb. 18), die die Reaktion wesentlich beeinflussen.

Für die Reaktion von Adrenalin und NANT ist die NANT-Abnahmerate durch eine Versiebenfachung der Adrenalinkonzentration auf 700 µM um das 2fache auf $30,2 \pm 3,1$ nM s^{-1} erhöht. Bei Versiebenfachung der NANT-Konzentration wurde eine größere, ca. 3,6fache Beschleunigung der NANT-Abnahmerate ($53,5 \pm 10,1$ nM s^{-1}) gemessen. Deshalb kann die Aussage getroffen werden, dass die NANT-Abnahmerate stärker von der NANT-Konzentration als von der Adrenalin-Konzentration abhängt.

In der Reaktion von 100 µM NANT und 100 µM Brenzkatechin bei 25 °C wird eine NANT-Abnahmerate von $21,5 \pm 2,8$ nM s^{-1} errechnet. Unter Steigerung der Brenzkatechin-Konzentration um den Faktor 1000 konnte lediglich eine Steigerung der NANT-Abnahmerate auf $58,6 \pm 8,4$ nM s^{-1} ermittelt werden. NANT (1 mM) und Brenzkatechin (0,5 mM) bei 37 °C ergaben eine NANT-Abnahmerate von $268,1 \pm 28,3$ nM s^{-1}, die Vervierfachung der Brenzkatechinkonzentration auf 2 mM Brenzkatechin führte nur zu einer Steigerung der NANT-Abnahmerate auf $383,8 \pm 39,5$ nM s^{-1}. Auch für NANT und Serotonin ist eine stärkere Abhängigkeit der NANT-Abnahmerate von der NANT-Konzentration als von der Serotonin-Konzentration feststellbar. Äquimolare Konzentrationen von 100 µM ergeben eine NANT-Abnahmerate von $24,0 \pm 3,4$ nM s^{-1} bei 25 °C. Die Verzehnfachung der Serotonin-Konzentration auf 1 mM führte zu einem Anstieg der NANT-Abnahmerate auf nur $33,4 \pm 2,6$ nM s^{-1}, wohingegen die Verzehnfachung der NANT-Konzentration auf 1 mM die NANT-Abnahmerate stärker auf $90,3 \pm 5,0$ nM s^{-1} bei sonst gleichen Bedingungen ansteigen ließ.

Für die Reaktion von Serotonin und NOMela wurden analog zur Reaktion von NANT und Ascorbinsäure (Abb. 32) die NOMela-Abnahmeraten gegen die Serotonin-Konzentration aufgetragen. Dazu wurde die NOMela-Konzentration bei 100 µM belassen und die Serotonin-Konzentration bei 37 °C von 0 bis 400 µM variiert (Abb. 33). Die NOMela-Abnahmerate stieg um den Faktor 2,5 bei Zugabe von 50 µM Serotonin auf $38,7 \pm 2,1$ nM s^{-1} an. Die Verdopplung der Serotonin-Konzentration auf 100 µM führte nur zu einer Steigerung der Abnahmerate um 24 % auf $50,4 \pm 2,0$ nM s^{-1}. Ein ähnlicher Anstieg wurde bei einer weiteren Verdopplung der Serotonin-Konzentration auf $63,6 \pm 2,1$ nM s^{-1} verzeichnet. Auch in diesem Fall ergibt sich folglich eine

Sättigungskurve, aus der eine Reaktionsordnung von $^1/_3$ in Abhängigkeit von der Serotonin-Konzentration errechnet werden kann.

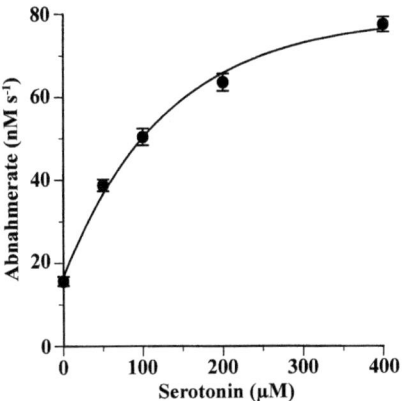

Abb. 33: Abhängigkeit der NOMela-Abnahmerate von der Serotonin-Konzentration bei gleicher Ausgangskonzentration von 100 µM NOMela und Serotonin-Konzentrationen von 0 bis 400 µM bei 37 °C in 50 mM Phosphatpuffer (pH 7,4)

De Biase et al. (de Biase, Turjanski et al., 2005) untersuchten relativ zeitgleich die Reaktion von NOMela und Ascorbinsäure. Die Autoren postulierten eine homolytische Spaltung der N-NO-Bindung von NOMela. Dieses wäre nur mit einer reinen Reaktion erster Ordnung zu erklären, wobei die Abnahmerate des nitrosierten Tryptophan-Derivates nur von der Ascorbinsäure-Konzentration abhängig wäre. Die Hypothese von de Biase et al. wird durch eine Abhängigkeit der Abnahmerate nicht nur von Ascorbinsäure (Abb. 31-32), sondern auch vom nitrosierten Tryptophan-Derivat (Abb. 29-30) widerlegt. Zur weiteren Widerlegung der Hypothese der homolytischen NO-Spaltung wurden Experimente mit 10 mM DMPO durchgeführt. DMPO fängt Tryptophan-Radikale ab (Gunther, Tschirret-Guth et al., 1998), die nach de Biase et al. bei der homolytischen Spaltung entstehen müssten. DMPO zeigt keinen Einfluss auf die Abnahme der optischen Dichte bei 335 nm (Abb. 34). Die NANT-Abnahmerate beträgt bei einer exemplarischen Messung für die Hydrolyse von 100 µM NANT bei 37 °C 12,9 nM s^{-1}, die Zugabe von 100 µM DMPO zu 100 µM NANT ergibt mit 13,3 nM s^{-1} keine signifikante Änderung der NANT-Abnahmerate.

Ergebnisse

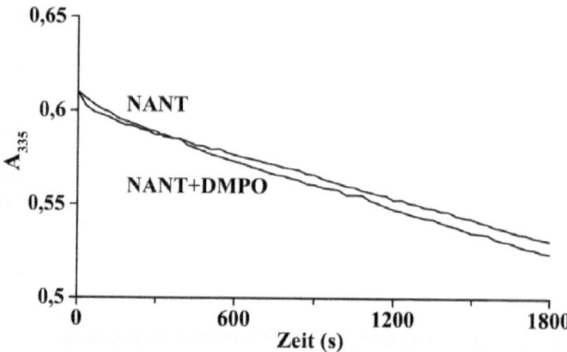

Abb. 34: Abhängigkeit der Extinktion bei 335 nm von 100 µM NANT in An- und Abwesenheit von 100 µM DMPO bei 37 °C in 50 mM Phosphatpuffer (pH 7,4) über 30 Minuten

In der Reaktion von 100 µM NANT und 100 µM Brenzkatechin beträgt die NANT-Abnahmerate bei 37 °C 37,5 ± 4,0 nM s^{-1}, die Zugabe von 500 µM DMPO führt zu einer NANT-Abnahmerate von 41,9 ± 5,7 nM s^{-1}. Die NANT-Abnahmerate wird nicht nur in der NANT-Hydrolyse, sondern auch in der Reaktion von NANT mit Brenzkatechin über einen Zeitraum von 30 Minuten durch die Zugabe von DMPO nicht beeinflusst und widerlegt die Hypothese von de Biase *et al.*

Ein weiteres Argument gegen die homolytische N-NO-Spaltung wird in der Betrachtung des Einflusses von NO auf den NANT-Abbau ersichtlich. Wenn eine reversible Homolyse vorliegen würde, dann würde ein NO-Überschuss die Rückreaktion fördern und damit den NANT-Abbau verlangsamen. Abb. 35 demonstriert die Unabhängigkeit der NANT-Abnahme vom Zusatz von NO (Kurve a und b). Zur Vermeidung der Autoxidation von NO zu N_2O_3 wurden diese Experimente unter hypoxischen Bedingungen durchgeführt. Über N_2O_3 wird NAT nitrosiert (Kirsch, Fuchs *et al.*, 2003), so dass eine falsch hohe NANT-Konzentration unter Normoxie gemessen werden würde. Unter Hypoxie kann diese Reaktion verhindert werden, NANT wird nicht wieder zurückgebildet. Die Zugabe von 100 µM Ascorbinsäure zu 100 µM NANT hingegen beschleunigt die NANT-Abnahme (Abb. 35 c).

Ergebnisse

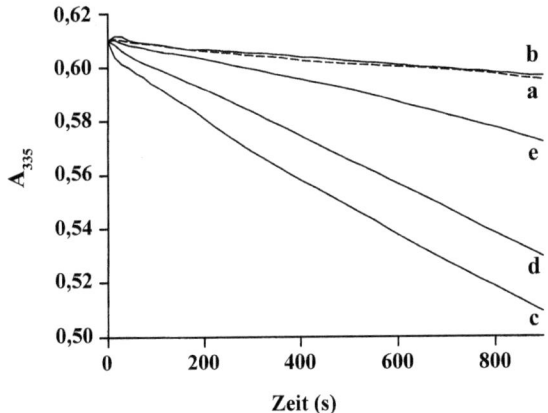

Abb. 35: Einfluss von NO und Ascorbinsäure auf die Abnahme der Extinktion bei 335 nm von 100 µM NANT unter hypoxischen Bedingungen (1-2 µM O_2) in 50 mM Phosphatpuffer bei pH 7,4 (a = ohne Zusatz, b = mit 100 µM MAHMA/NO, c = mit 100 µM Ascorbinsäure, d = mit 100 µM Ascorbinsäure und 10 µM MAHMA/NO, e = mit 100 µM Ascorbinsäure und 100 µM MAHMA/NO)

Interessanterweise wird die Reaktion von NANT und Ascorbinsäure durch Zugabe von MAHMA/NO verlangsamt. Hier ist eine Abhängigkeit von der gebildeten NO-Konzentration feststellbar. Die Zugabe von 10 µM MAHMA/NO zu 100 µM NANT und 100 µM Ascorbinsäure verlangsamt die NANT-Abnahme (Abb. 35 d), unter Verzehnfachung der MAHMA/NO-Konzentration auf 100 µM wird die Abnahme der Extinktion bei 335 nm stärker reduziert (Abb. 35 e). Damit konnten die Bildung von Tryptophan-Radikalen und die homolytische Spaltung der N-NO-Bindung ausgeschlossen werden.

3.6 Unerwartete Reaktionen

Mehrere unerwartete Reaktionen verkomplizierten die Auswertung der oben dargestellten Ergebnisse. In Abb. 35 zeigt sich eine langsamere Abnahme der Extinktion bei 335 nm und damit eine Reduktion der NANT-Abnahmerate in der Reaktion von 100 µM NANT mit 100 µM Ascorbinsäure unter Zugabe von NO. Daher wurde zunächst der Einfluss von Ascorbinsäure auf durch 100 µM SPE/NO freigesetzte NO-Gleichgewichtskonzentration untersucht. Die NO-Bildung aus 100 µM SPE/NO in Phosphatpuffer wurde bei 37 °C über 50 Minuten an der NO-Elektrode gemessen.

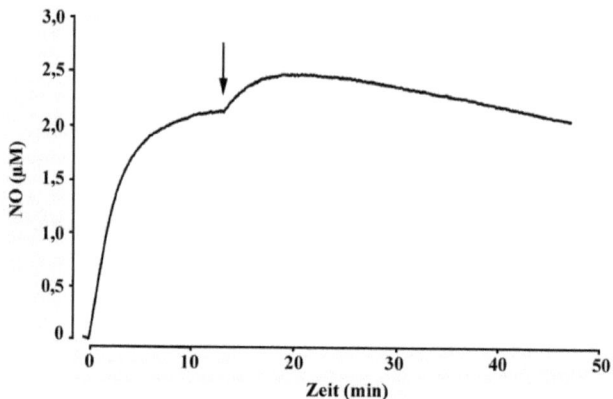

Abb. 36: Einfluss von 1 mM Ascorbinsäure (Pfeil) auf die durch 100 µM SPE/NO in 50 mM Phosphatpuffer pH 7,4 bei 37 °C freigesetzte NO-Gleichgewichtskonzentration

Der Pfeil in Abb. 36 markiert den Zeitpunkt der Zugabe von 1 mM Ascorbinsäure, nach Zugabe von Ascorbinsäure steigt die NO-Gleichgewichtskonzentration an. Ascorbinsäure ist also unter normoxischen Bedingungen in der Lage, die NO-Gleichgewichtskonzentration zu erhöhen.

Durch die Autoxidation von NO im hydrophilen Medium (Gleichung 4) entsteht Stickstoffdioxid ($^\bullet NO_2$), welches durch Ascorbat abgefangen wird (Gleichung 5).

$4\ ^\bullet NO + O_2 + 2\ H_2O \rightarrow 4\ H^+ + 4\ ^\bullet NO_2$ $\quad k = 6,9 \times 10^6\ (M^{-1})^2 s^{-1}$ Gleichung 4

$ASC^- + {}^\bullet NO_2 \rightarrow ASC^{\bullet -} + H^+ + NO_2^-$ $\quad k = 3,6 \times 10^7\ M^{-1} s^{-1}$ Gleichung 5

Wenn die Menge von Stickstoffdioxid verringert wird, wird weniger NO mit Stickstoffdioxid zu N_2O_3 weiterreagieren (Gleichung 6), wodurch insgesamt weniger NO durch Hydrolyse von N_2O_3 abgebaut wird (Gleichung 7).

$^\bullet NO_2 + {}^\bullet NO \rightleftharpoons N_2O_3$ $\quad k = 1,1 \times 10^9\ M^{-1} s^{-1}$ Gleichung 6

$N_2O_3\ (+ H_2O) \rightleftharpoons 2\ NO_2^- + 2\ H^+$ $\quad k = 2000\ s^{-1}$ Gleichung 7

Durch die Zugabe von Ascorbinsäure wird die Bildung von N_2O_3 reduziert, was zu einer vermehrten NO-Konzentration führt. Damit wird die Zunahme der NO-Gleichgewichtskonzentration nach Zugabe von Ascorbinsäure erklärt.

In Abb. 35 wurde hingegen eine verringerte NANT-Abnahmerate durch die Zugabe von NO beobachtet, so dass weitere NO-abbauende Prozesse die Reaktion von NANT und Ascorbinsäure beeinflussen müssen.

Der Einfluss von Dehydro-Ascorbinsäure auf die NO-Gleichgewichtskonzentration wurde analog zum Einfluss der Ascorbinsäure an der NO-Elektrode untersucht. Dehydro-Ascorbinsäure senkt im Gegensatz zur Ascorbinsäure die NO-Gleichgewichtskonzentration, die durch 100 µM SPE/NO bei 37 °C in 50 mM Phosphatpuffer (pH 7,4) produziert wird (Abb. 36 Kurve a). Der Pfeil markiert den Zeitpunkt der Zugabe von 10 mM Dehydro-Ascorbinsäure 10 Minuten nach Beginn des SPE/NO-Zerfalls. Die gleiche Konzentration an Dehydro-Ascorbinsäure verhindert 10 Sekunden nach Beginn des SPE/NO-Zerfalls den Aufbau einer relevanten NO-Gleichgewichtskonzentration (Abb. 37 Kurve b).

Folglich wird im Gegensatz zur Ascorbinsäure durch Dehydro-Ascorbinsäure NO abgebaut. Der Mechanismus des NO-Abbaus durch Dehydro-Ascorbinsäure (DHA) beruht vermutlich nicht auf der Bildung eines NO-DHA-Adduktes. Die Reaktionsenthalpie für die Bildung eines NO-DHA-Adduktes wurde über die quantenchemische Berechnungen mit 30 kcal mol^{-1} als endergon berechnet und ist damit energetisch ungünstig.

Ergebnisse

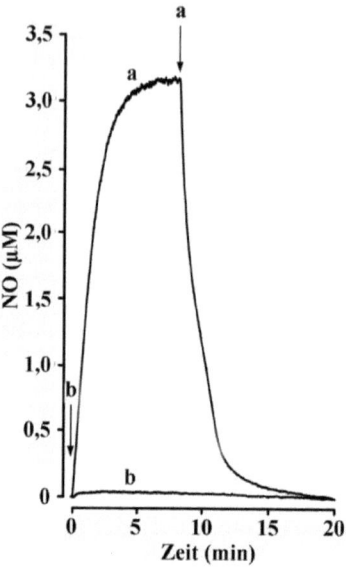

Abb. 37: Einfluss von 10 mM Dehydro-Ascorbinsäure auf die durch 100 µM SPE/NO in 50 mM Phosphatpuffer (pH 7,4) bei 37 °C freigesetzte NO-Gleichgewichts-Konzentration (a = Zugabe von 10 mM Dehydro-Ascorbinsäure 10 Minuten nach Beginn des SPE/NO-Zerfalls, b = Zugabe von 10 mM Dehydro-Ascorbinsäure 10 Sekunden nach Beginn des SPE/NO-Zerfalls); der Pfeil markiert jeweils den Zeitpunkt der Zugabe von Dehydro-Ascorbinsäure

Dehydro-Ascorbinsäure zerfällt spontan in Ascorbinsäure und *erythro*-Ascorbinsäure (Jung, Wells, 1998). Beide Substanzen haben ähnliche UV-Vis-Spektren und sind damit photometrisch bei einer Wellenlänge von 265 nm nicht zu unterscheiden. Der spontane Zerfall von 1 mM Dehydro-Ascorbinsäure (Abb. 38) innerhalb von 30 Minuten führt zur Bildung von 25 µM Ascorbinsäure und *erythro*-Ascorbinsäure. Die durch den Zerfall von Dehydro-Ascorbinsäure gebildete Ascorbinsäure erhöht wiederum die NO-Konzentration, so dass dadurch die NO-Abnahme zunächst nicht erklärt werden konnte.

Ergebnisse

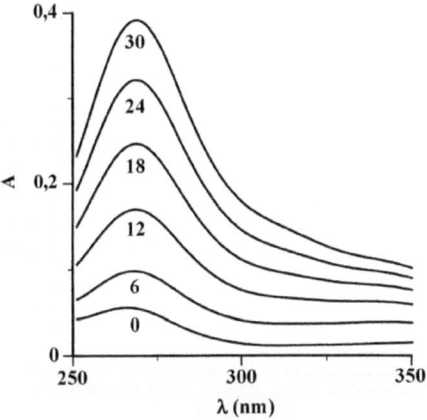

Abb. 38: Spontaner Zerfall von 1 mM Dehydro-Ascorbinsäure in 50 mM Phosphatpuffer (pH 7,4) bei 37 °C unter Betrachtung der Veränderung des UV-Vis-Spektrum über die Zeit (0 bis 30 Minuten); A = Absorption, Extinktionsmaximum bei 265 nm

Kimoto und Mitarbeiter (Kimoto, Terada et al., 1997) berichteten, dass bei einem alkalischen pH-Wert in einer nicht-wässrigen Lösung über die Intermediate 2,3-Diketogluconsäure und Xyloson nur *erythro*-Ascorbinsäure und keine Ascorbinsäure gebildet wird.
Das Ascorbylradikal-Anion entsteht durch die Reaktion von Dehydro-Ascorbinsäure mit Ascorbylanionen (Gleichung 8).

$$DHA + ASC^- \rightleftharpoons 2\,ASC^{\cdot -} + H^+ \qquad \text{Gleichung 8}$$

Unter physiologischem pH müsste analog dazu auch die Bildung von *erythro*-Ascorbinsäure (*erythro*-ASC) und Ascorbylradikal-Anionen im Gleichgewicht mit Dehydro-Ascorbinsäure und dem *erythro*-Ascorbinsäureanion stehen (Gleichung 9).

$$DHA + \textit{erythro-}ASC^- \rightleftharpoons ASC^{\cdot -} + \textit{erythro-}ASC^{\cdot -} + H^+ \qquad \text{Gleichung 9}$$

Über das Ascorbylradikal-Anion kann anschließend Ascorbinsäure zurückgebildet werden. Unterstützend dazu wurde in den ESR-Spektren des spontanen Zerfalls von 50 mM Dehydro-Ascorbinsäure in 50 mM Phosphatpuffer (pH 7,4) sowohl das Ascorbylradikal-Anion als auch das *erythro*-Ascorbylradikal-Anion nachgewiesen (Abb. 39).

Ergebnisse

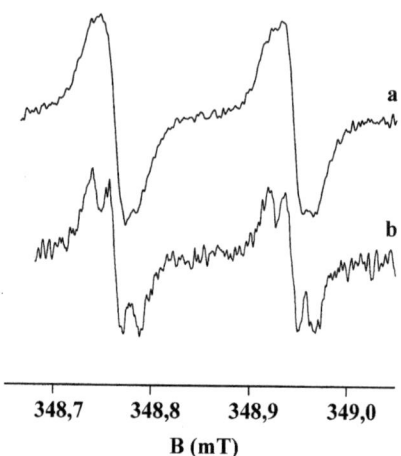

Abb. 39: ESR-Nachweis der Bildung des Ascorbylradikal-Anions und des *erythro*-Ascorbylradikal-Anions 2 Minuten (a) und 30 Minuten (b) nach Beginn des spontanen Zerfalls von 50 mM Dehydro-Ascorbinsäure in 50 mM Phosphatpuffer (pH 7,4) bei 23 °C.
ESR-Daten: Ascorbylradikal-Anion: $a(H) = 1{,}79$ mT (1H), $a(H) = 0{,}018$ mT (2H), $a(H) = 0{,}007$ mT (1H); *erythro*-Ascorbylradikal-Anion: $a(H) = 1{,}84$ mT (1H), $a(H) = 0{,}038$ mT (1H), $a(H) = 0{,}024$ mT (1H); $g = 2{,}0053$; B = magnetische Flussdichte in Tesla (T)

Beide ESR-Signale stehen im Verhältnis 1:1 zueinander. Die Intensität des *erythro*-Ascorbylradikal-Anions nahm mit der Zeit ab, die Summe beider Ascorbylradikal-Anionen fiel jedoch nur leicht in Abwesenheit von NO ab (Abb. 40 Kurve a). Unter Zugabe von SPE/NO zu 50 mM Dehydro-Ascorbinsäure war die Summe beider ESR-Signale zunächst doppelt so hoch wie ohne zusätzliches NO, fiel jedoch im Verlauf deutlich schneller ab (Abb. 40 Kurve b).

Ergebnisse

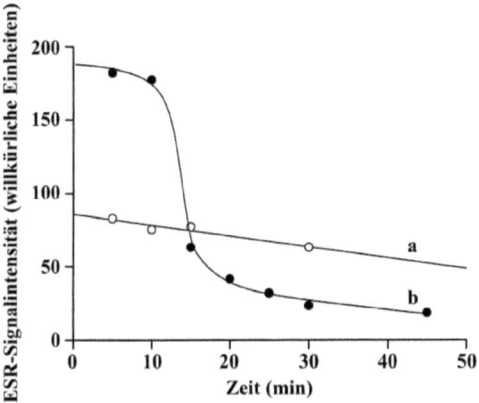

Abb. 40: ESR-Signalintensität der Summe des Ascorbylradikal-Anions und des *erythro*-Ascorbylradikal-Anions, die durch den spontanen Zerfall von 50 mM Dehydro-Ascorbinsäure in 50 mM Phosphatpuffer pH 7,4 bei 23 °C in Abwesenheit von NO (a) und unter Zugabe von 2 mM SPE/NO (b) gebildet werden

Diese Beobachtung kann durch die reversible Bildung des Intermediates *O*-Nitroso-Ascorbat aus Ascorbylradikal-Anionen und NO erklärt werden (Gleichung 10).

$$ASC^{\cdot-} + {}^{\cdot}NO \rightleftharpoons [NO(ASC)]^{-} \qquad \text{Gleichung 10}$$

Dieses Intermediat unterliegt einer Hydrolyse-Reaktion, in der Ascorbylanionen gebildet werden (Gleichung 11).

$$[NO(ASC)]^{-} + H_2O \rightarrow ASC^{-} + NO_2^{-} + H^{+} \qquad \text{Gleichung 11}$$

Durch die Zunahme der NO_2^{-}-Konzentration kann eine vermehrte Rückreaktion (Gleichung 5) mit Ascorbylradikal-Anionen zu Ascorbylanionen und Stickstoffdioxid erfolgen. Die initial höhere Signalintensität im ESR-Spektrum unter NO-Einfluss (Abb. 40 Kurve b) lässt sich durch den Einfluss von Stickstoffdioxid erklären, worunter mehr Radikalanionen gebildet werden (Gleichung 5). Anschließend nimmt die Konzentration des Ascorbylradikal-Anions und des *erythro*-Ascorbylradikal-Anions exponentiell ab, ähnlich der Abnahme von NO an der NO-Elektrode und ergibt damit eine sigmoidale Konzentrations-Zeit-Abhängigkeit.

Für die anfänglich betrachtete Reaktion von Ascorbinsäure und NANT (Abb. 35) bedeutet dies, dass das in der Reaktion gebildete Ascorbylradikal-Anion NO abbaut und die NO-Freisetzung aus nitrosierten Tryptophan-Derivaten verringert.

Eine weitere unerwartete Reaktion wurde durch die Adrenochrom-Enstehung in der Reaktion von Adrenalin und NANT bedingt (Abb. 25). Über die Zunahme der Extinktion bei 487 nm wurden eine Adrenochrom-Konzentration von 26,9 ± 1,8 µM Adrenochrom in der Reaktion von 100 µM NANT und 100 µM Adrenalin bei 37 °C und eine Adrenochrom-Konzentration von 12,1 ± 1,0 µM bei 25 °C ermittelt. Adrenochrom absorbiert wie auch NANT bei 335 nm, so dass über die Extinktion bei 335 nm in Anwesenheit von Adrenochrom keine Bestimmung der NANT-Konzentration erfolgen kann.

Adrenochrom, welches als Produkt in der Reaktion von NANT und Adrenalin gebildet wird, reagiert als Edukt mit NANT weiter. Bei 37 °C werden 25 µM Adrenochrom gebildet, die zu einer Verstärkung der NANT-Abnahme führen (Abb. 41).

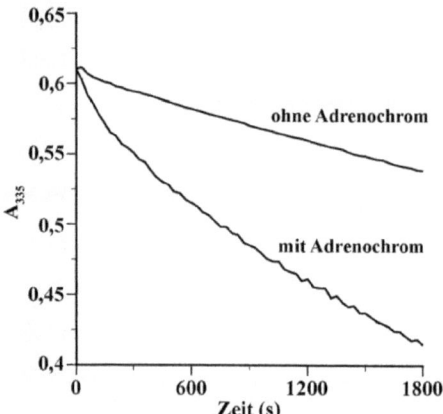

Abb. 41: Einfluss von 25 µM Adrenchrom auf die Abnahme von 100 µM NANT photometrisch als Abnahme der Extinktion bei 335 nm dargestellt

Die Bestimmung der Adrenochrom-Abnahmerate wurde dadurch erschwert, dass die Adrenochrom-Konzentration bei äquimolaren Konzentrationen von NANT und Adrenochrom sowohl bei 25 °C als auch bei 37 °C bei 487 nm zunächst zunahm, um im Verlauf wieder abzunehmen.

In der Reaktion von Adrenochrom und NANT wurde an der NO-Elektrode keine relevante NO-Freisetzung dokumentiert, so dass der Reaktionsmechanismus von Adrenochrom und nitrosierten Tryptophan-Derivaten ein anderer sein muss als der von Brenzkatechin und Catecholaminen.

Für die Reaktion von NANT und Adrenalin bleibt festzuhalten, dass Adrenochrom nicht nur als Produkt der Reaktion gebildet wird, sondern ferner auch als Edukt fungiert, wodurch eine NANT-Abnahme ohne NO-Freisetzung angetrieben wird.

4 Diskussion

4.1 Allgemeiner Reaktionsmechanismus von nitrosierten Tryptophan-Derivaten und physiologischen Substanzen mit aktivierter Hydroxylgruppe

Physiologische Substanzen mit aktivierten Hydroxylgruppen zeigen definitionsgemäß ein hohes Gruppenübertragungspotenzial für die OH-Gruppe. Sie sind in der Lage, mit nitrosierten Tryptophan-Derivaten eine Transnitrosierungs-Reaktion einzugehen. Transnitrosierungsreaktionen sind bereits für die Reaktion von nitrosierten Tryptophan-Derivaten untereinander am Beispiel der Transnitrosierung von Melatonin (Kirsch, de Groot, 2005), für die Transnitrosierung von Thiolen (Sonnenschein, de Groot et al., 2004) sowie für die Transnitrosierung von nicht-aktivierten Hydroxylgruppen unter hohen Temperaturen, z.B. für Butanol (Bonnett, Nicolaidou, 1977), nachgewiesen worden.

In der vorliegenden Arbeit wird gezeigt, dass auch Substanzen mit aktivierten Hydroxylgruppen unter physiologischen Bedingungen in der Lage sind, unter NO-Freisetzung über eine Transnitrosierungs-Reaktion mit nitrosierten Tryptophan-Derivaten zu reagieren. Die allgemeine Reaktionsgleichung kann folgendermaßen formuliert werden:

[Indol-NO mit R_2, R_1] + Y-OH ⟶ [Indol-NH mit R_2, R_1] + Y-ONO

R_2 = H, OCH$_3$

Gleichung 12

Das gebildete Intermediat, ein O-Arylnitrit, ist kurzlebig (Akhter, Green et al., 2003) und zerfällt rasch homolytisch in NO und das korrespondierende Radikal des Arylnitrits, welches je nach Art zu nicht-radikalischen Produkten weiterreagieren kann.

$$Y\text{-ONO} \rightleftharpoons Y\text{-O}^\bullet + {}^\bullet NO \longrightarrow \text{nicht-radikalische Produkte}$$

Gleichung 13

Alternativ kann das O-Arylnitrit über eine Hydrolyse-Reaktion Nitrit und das Arylanion bilden.

$$Y\text{-ONO} \longrightarrow Y^- + NO_2^- + 2\,H^+$$

Gleichung 14

Diskussion

Die Abnahme von NANT bzw. NOMela als nitrosiertes Tryptophan-Derivat wurde durch die photometrischen (Abb. 4, Tab. 6) und kapillarelektrophoretischen Messungen (Abb. 5) sowie in den NMR-Messungen (Abb. 9) nachgewiesen. Dabei wurde quantitativ in stöchiometrischen Konzentrationen die nicht nitrosierte Form, NAT bzw. Melatonin, gebildet. Dazu dienten der zeitgleiche Nachweis von NAT am Fluorometer (Abb. 12, Abb. 13), die Messungen an der Kapillarelektrophorese (Abb. 5) und der Nachweis im NMR (Abb. 14-16).

Das *O*-Arylnitrit ist für seine Kurzlebigkeit bekannt und entging damit Nachweismethoden wie dem NMR. Jedoch gibt es indirekte Hinweise auf das Vorliegen eines kurzlebigen *O*-Intermediates. So konnte die NO-Entstehung mit der NO-Elektrode (Abb. 7-8, Tab. 1-2) nachgewiesen werden. Über den cheletropen NO-Fänger FNOCT-4 wurde NO zusätzlich detektiert und die entstandene NO-Menge auf ca. 60% quantifiziert (Abschnitt 3.2). Die Hypothese von de Biase *et al.* (de Biase, Turjanski *et al.*, 2005) von der NO-Freisetzung über eine homolytische Spaltung der N-NO-Bindung von NOMela wurde mit Hilfe des Tryptophan-Radikal-Fängers DMPO (Abb. 34) widerlegt, der keinen Einfluss auf den Abbau des nitrosierten Tryptophan-Derivates hatte. Ferner hatte der Zusatz von NO keine Auswirkung auf die NANT-Abnahmerate (Abb. 35), was bei einer homolytischen NANT-Spaltung zu erwarten gewesen wäre.

Wie Gleichungen 13 und 14 zeigen, kann das *O*-Arylnitrit nicht nur homolytisch in NO und das Arylradikal zerfallen, sondern über eine Hydrolyse-Reaktion Nitrit bilden. Die Nitrit-Bildung wurde mittels Griess-Reagens (Abschnitt 3.2) sowie im NMR (Abb. 9-10) nachgewiesen.

Zum Nachweis des Arylradikal-Anions dienten die ESR-Messungen, die das Ascorbylradikal-Anion (Abb. 18), das Dopaminradikal-Anion (Abb. 19) und das Brenzkatechinradikal-Anion (Abb. 20) detektieren konnten.

Superoxidanionen sind an dieser Reaktion nicht beteiligt (Tab. 4), der Einfluss von Sauerstoff auf die Bildung des Radikal-Anions sowie auf die NANT-Abnahmerate ist vom eingesetzten Edukt abhängig und fand sich nur bei Brenzkatechin und den Catecholaminen wieder (Abb. 20, Tab. 5).

Unterstützend konnte photometrisch nachgewiesen werden, dass es sich bei der Reaktion von nitrosierten Tryptophan-Derivaten und physiologischen Substanzen mit aktivierten Hydroxylgruppen nicht um eine einfache Reaktion zweiter Ordnung handelt (s. 3.5.2), sondern dass vielmehr eine Abhängigkeit erster Ordnung für die nitrosierten Tryptophan-Derivate besteht (Abb. 29-30). Die Reaktionsordnung von $^1/_3$ für Substanzen mit aktivierter Hydroxylgruppe (Abb. 32-33) spricht für das Vorliegen eines aktiven Intermediates unter Beteiligung der jeweiligen Substanz mit aktivierter Hydroxylgruppe.

Diskussion

Der Reaktionsmechanismus einer Transnitrosierungsreaktion konnte über quantenchemische Berechnungen simuliert werden und stellte sich ergänzend zu den experimentellen Befunden auch in der Simulation als der energetisch günstigste Reaktionsmechanismus heraus (Tab. 7, Anhang).

4.2 Besonderheiten und Unterschiede der aktivierten Hydroxylgruppen

Für die Transnitrosierungsreaktion von z.B. NOMela mit Serotonin als Edukt bedeutet dieses, dass Y wiederum ein Tryptophan-Derivat darstellt. Das Intermediat ist in diesem Fall ein O-Arylnitrit des Serotonins, z.B. das 5-Nitrososerotonin, welcher aufgrund seiner kurzen Halbwertszeit den Nachweismethoden entging.

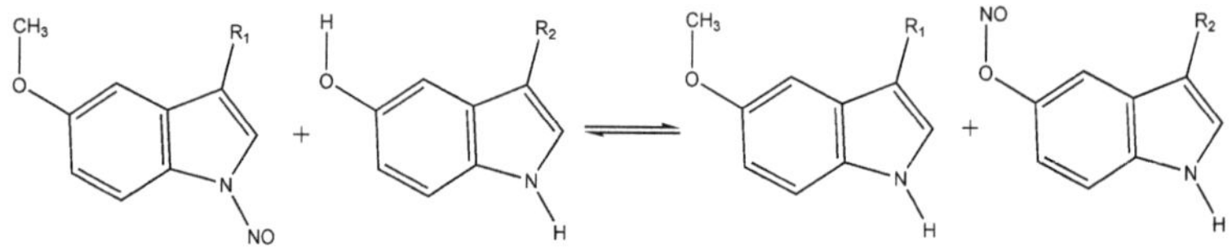

NOMela **Y** **Melatonin** **YNO**

Gleichung 15

Dieses 5-Nitrososerotonin kann analog zu Gleichung 12 in einer Homolyse-Reaktion NO und das entsprechende Serotoninradikal freisetzen.

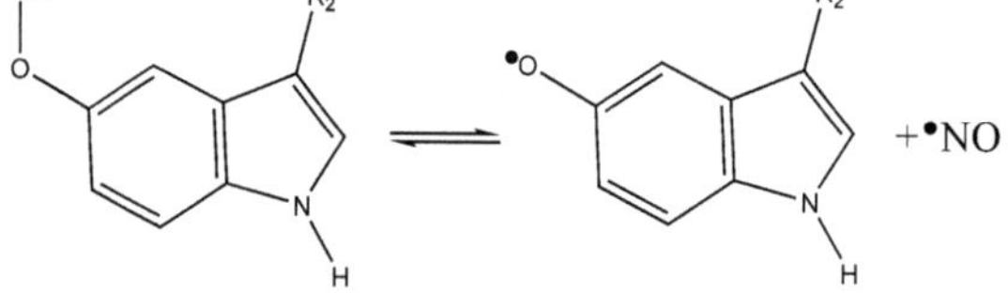

YNO **Y•**

Gleichung 16

Das sehr reaktive Serotonin-Radikal kann auf unterschiedliche Weise weiterreagieren, z.B. mit einer neuen Nitroso-Verbindung.

Diskussion

$$\begin{array}{c} R_1 \\ \\ R_2 \end{array}\!\!\!\!N\!-\!NO \xrightarrow{+Y^\bullet} \left[\begin{array}{c} R_1 \\ \\ R_2 \end{array}\!\!\!\!N\!-\!N\!\!\!\begin{array}{c} Y \\ \\ O^\bullet \end{array} \right] \Longrightarrow \text{Produkte}$$

Gleichung 17

Im Unterschied zu Vitamin C und Adrenalin und seinen Derivaten neigen phenolische Radikale wie das Nitrososerotonin-Radikal zu einem raschen bimolekularen Selbstabbau, der diffusionskontrolliert stattfindet (Alfassi, Shoute, 1993). Daher konnte im Unterschied zu den anderen Edukten kein Serotoninradikal-Anion in den ESR-Messungen gesehen werden. Wahrscheinlicher als Gleichung 17 ist also der bimolekulare Selbstabbau. Da nach den ^{1}H-NMR-Messungen (Abb. 17) lediglich 50% der Serotonin-Konzentration in der Reaktion mit NOMela verbraucht wurden, muss Serotonin zu 50% über ein Intermediat (Mahoney, Weiner, 1972) gemäß Gleichung 12 und 18 wieder zurückgebildet worden sein.

2 x [indole with $^\bullet O$ and R_2] ⇌ **Intermediat** → **Produkte** → [indole with HO and R_2]

Gleichung 18

Andererseits stellt selbst die langsame Hydrolyse-Reaktion eine Art Transnitrosierungsreaktion dar. Die Hydrolyse-Reaktion ist ein Protonen-katalysierter Prozess, auf den ein nucleophiler Angriff durch Hydroxylionen bzw. Wasser folgt. Dieser nucleophile Angriff kann auch durch das Serotoninanion ausgeübt werden. In beiden Fällen werden das korrespondierende Amin, hier Melatonin, und Nitrit gebildet.

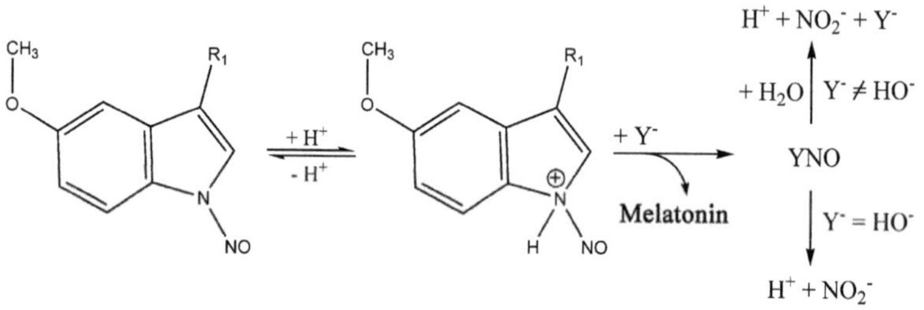

Diskussion

[Reaction scheme showing nitrosation of melatonin derivative with H⁺/−H⁺ equilibrium and +Y⁻ leading to YNO, with branches: $H^+ + NO_2^- + Y^-$; $+H_2O$ | $Y^- \neq HO^-$; $Y^- = HO^-$ giving $H^+ + NO_2^-$]

Gleichung 19

Die Besonderheit in der Reaktion mit Ascorbinsäure liegt in dem zugrunde liegenden Radikalkettenmechanismus. Als nitrosiertes Tryptophan-Derivat wird beispielhaft in den folgenden Gleichungen NANT eingesetzt werden, diese Gleichungen können auch auf NOMela übertragen werden.

Die Initiierungsreaktion (Startreaktion) stellt den Transfer der Nitroso-Gruppe von NANT auf Ascorbat unter Bildung von *O*-Nitrosoascorbat dar. Dieses zerfällt homolytisch in die beiden Radikale NO und Ascorbylradikal-Anion.

$NANT + ASC^- \rightarrow NAT + [NO(ASC)]^-$ Gleichung 20

$[NO(ASC)]^- \rightarrow {}^{\bullet}NO + ASC^{\bullet-}$ Gleichung 21

Über die quantenchemischen Berechnungen konnte unterstützend ermittelt werden, dass es sich nicht um eine Homolyse-Reaktion von NANT handeln kann (Schema 3).

Diskussion

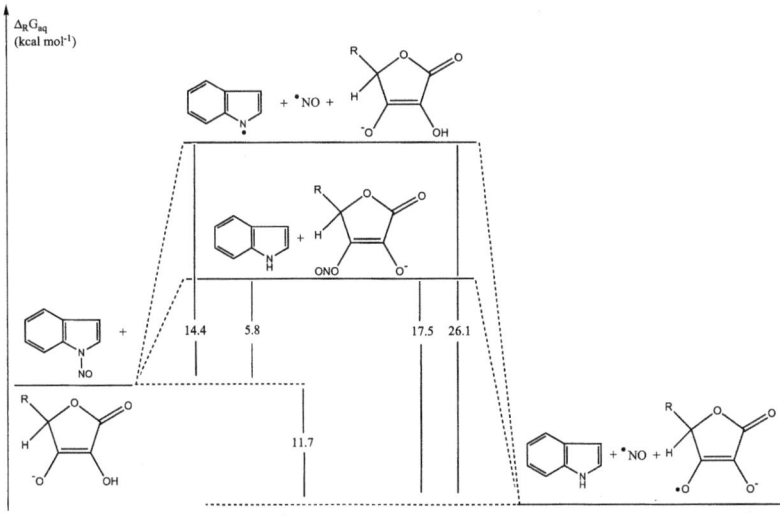

Schema 3: Freie Reaktionsenthalpie der homolytischen N-NO-Spaltung im Vergleich zur Initiierungsreaktion über die Transnitrosierung von NANT und Ascorbat

Die Bildung von *O*-Nitrosoascorbat wird thermodynamisch favorisiert, da sie mit 5,8 kcal mol^{-1} weniger endergon ist als die homolytische N-NO-Spaltung mit 14,4 kcal mol^{-1}.

Das Vorliegen von *O*-Nitrosoascorbat wurde bereits 1959 von Bunton und seinen Mitarbeitern (Bunton, Dahn *et al.*, 1959) durch die Reaktion mit Nitrit im sauren pH von 3-4 postuliert. Weiterhin wurde eine Dissoziation von *O*-Nitrosoascorbat in NO und das Ascorbylradikal-Anion vermutet. Diese Bildung von *O*-Nitrosoascorbat wurde in der vorliegenden Arbeit unter physiologischem pH von 7,4 nachgewiesen.

Ein alternativer Reaktionsweg wäre ein Elektronen-Transfer mit Entstehung des NANT-Radikalanions. Bei einem Oxidationpotenzial von E_{ox} = 0,282 V von Ascorbat (Buettner, 1993) ist es jedoch unwahrscheinlich, dass Ascorbat nitrosierte Tryptophan-Derivate zu den entsprechenden *N*-Nitroso-Radikalanionen mit E_{red} = - 0,587 V (de Biase, Turjanski *et al.*, 2005) reduzieren könnte. Die experimentellen Beobachtungen, dass es sich dabei nicht um eine Reaktion zweiter Ordnung handelt, sondern dass eine Reaktionsordnung von $^1/_3$ vorliegt, sprechen ferner für die Beteiligung eines oder mehrerer reaktiver Intermediate. Da NO den NANT-Abbau nicht beschleunigt, scheint

Diskussion

das Ascorbylradikal-Anion dieses wichtige Intermediat zu sein. Durch das Ascorbylradikal-Anion wird NO vermindert, dieses ist auch der Reaktionsmechanismus für den NO-Abbau durch Dehydroascorbinsäure. Die niedrige Gleichgewichts-konzentration des Ascorbylradikal-Anions entspricht seiner Funktion als Radikalketten-erhaltendes Intermediat.

$$NANT + ASC^{\cdot-} \rightleftharpoons [NANT-ASC]^{\cdot-} \qquad \text{Gleichung 22}$$

$$[NANT-ASC]^{\cdot-} + H^+ \rightleftharpoons [HNANT-ASC]^{\cdot} \qquad \text{Gleichung 23}$$

$$[HNANT-ASC]^{\cdot} + ASC^- \rightarrow NAT + {}^{\cdot}NO + H^+ + 2\,ASC^{\cdot-} \qquad \text{Gleichung 24}$$

Die in Gleichung 24 beschriebene Reaktion ist mit $-11{,}7$ kcal mol^{-1} (Tab. 7 Nr. 15) exergon.

Bereits von S-Nitrosothiolen ist bekannt, dass diese mit verschiedenen Radikalen Nitroxidradikale bilden (Chamulitrat, 1998), die kurzlebig sind (Fossey, Lefort et al., 1995). Für die Reaktion von Ascorbat und NANT wäre das Nitroxidradikal das Addukt von NANT und Ascorbylradikal-Anion NANT-ASC$^{\cdot-}$. Nach der Protonierung entsteht aus dem Addukt NAT, Dehydro-Ascorbinsäure und NO (Schema 4 a).

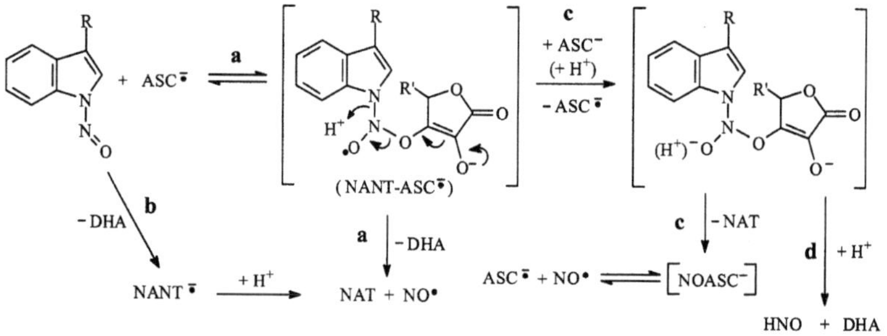

Schema 4: Reaktionsmechanismus von NANT und dem Ascorbylradikal-Anion mit Einbeziehung der Hydrolyse-Reaktion sowie der Homolyse des O-Nitrosoascorbat und des Zerfalls von O-Nitrosoascorbinsäure.

Weniger wahrscheinlich, aus mechanistischer Sicht jedoch möglich, ist der Elektronentransfer des Ascorbylradikal-Anions auf NANT, das NANT-Radikalanion würde protoniert in NAT und NO zerfallen (Schema 4 b).

Diskussion

Das Addukt aus NANT und dem Ascorbylradikal-Anion könnte mit einem zweiten Ascorbat-Molekül reagieren und von diesem unter Entstehung eines Ascorbylradikal-Anions reduziert werden. Je nach Protonierungszustand würde dabei das *O*-Nitrosoascorbat oder die *O*-Nitrosoascorbinsäure entstehen. Diese könnte homolytisch in ein Ascorbylradikal-Anion und NO zerfallen (Schema 4 c, Tab. 7 Nr. 5). Über diesen Reaktionsweg würde ein Molekül Ascorbylradikal-Anion verbraucht werden, zwei Moleküle Ascorbylradikal-Anion würden im Verlauf gebildet werden.

Verschiedene Terminierungsreaktionen sind denkbar, durch die das Ascorbylradikal-Anion wieder abgebaut werden kann, z.B. der bimolekulare Selbstabbau und die Reaktion mit NO.

$$2\ ASC^{\cdot-} + H^+ \rightarrow DHA + ASC^- \qquad \text{Gleichung 25}$$

$$ASC^{\cdot-} + {}^{\cdot}NO \rightleftharpoons [NO(ASC)]^- \qquad \text{Gleichung 26}$$

Über diese unterschiedlichen Reaktionswege wird erklärt, warum nur ca. 60% NO über die FNOCT-Methode detektiert werden konnten. Ebenfalls werden neben dem NO-Folgeprodukt Nitrit auch die Bildung von Distickstoffmonoxid (N_2O), dem Reportermolekül des Nitroxyls (Kohout, Lampe, 1965) im NMR (Abb. 10) erklärt. Wenn *O*-Nitrosoascorbat zu *O*-Nitrosoascorbinsäure protoniert wird, dann kann dieses Intermediat exergon zu Dehydro-Ascorbinsäure und Nitroxyl (HNO) zerfallen (Tab. 7 Nr. 6 vs 4). Diese Reaktion konkurriert mit der Homolyse-Reaktion, bei der NO und Ascorbylradikal gebildet werden (Tab. 7 Nr. 7). Die Hydrolyse-Reaktion von *O*-Nitrosoascorbat und *O*-Nitrosoascorbinsäure stellen ebenfalls exergone Reaktionen dar (Tab 7 Nr. 9-10). Folglich konkurrieren beide Hydrolyse-Reaktionen mit beiden Homolyse-Reaktionen und mit dem Zerfall von *O*-Nitrosoascorbinsäure in Dehydro-Ascorbinsäure und Nitroxyl (Schema 4 c-d).

Auch in der Reaktion mit Adrenalin gibt es analog zur Reaktion mit Ascorbinsäure zwei verschiedene Reaktionsmechanismen. Wie im Fall der Ascorbinsäure ist ein Elektronentransfer aufgrund der Redoxpotenziale unwahrscheinlich. So besitzt Brenzkatechin zum Beispiel ein Oxidationspotenzial von E_{ox} = 0,3 V (Davis, Cooper, 2002), wodurch die Reduktion von *N*-nitrosierten Tryptophan-Derivaten zum korrespondierenden *N*-Nitrosoindolradikal-Anion mit einem Reduktionspotenzial von E_{red} = - 0,6 V nicht möglich ist. Zusätzlich zu den experimentellen

Ergebnissen wird auch durch die thermodynamischen Berechnungen die Bildung eines O-Nitrosophenols und seine Dissoziation in NO und das entsprechende Phenoxylradikal favorisiert (Tab. 7 Nr. 16-18). Das Nitrosoindol wurde vereinfacht für NANT und das 4-Methylbrenzkatechin vereinfacht für Adrenalin in die Rechnungen eingesetzt. Darin zeigt sich, dass die Bildung von O-Nitrosobrenzkatechin bzw. 4-Methyl-O-nitrosobrenzkatechin ein endergoner Prozess ist. In wässriger Lösung zerfallen beide Substanzen sowohl homolytisch (Tab. 7 Nr. 19-20), können jedoch auch eine Hydrolyse-Reaktion eingehen (Tab. 7 Nr. 21-22). Für 4-Methyl-O-nitrosobrenzkatechin wird die Homolyse thermodynamisch bevorzugt (- 14,3 kcal mol^{-1}), für O-Nitroso-brenzkatechin die Hydrolyse (-11,8 kcal mol^{-1}) (Schema 5).

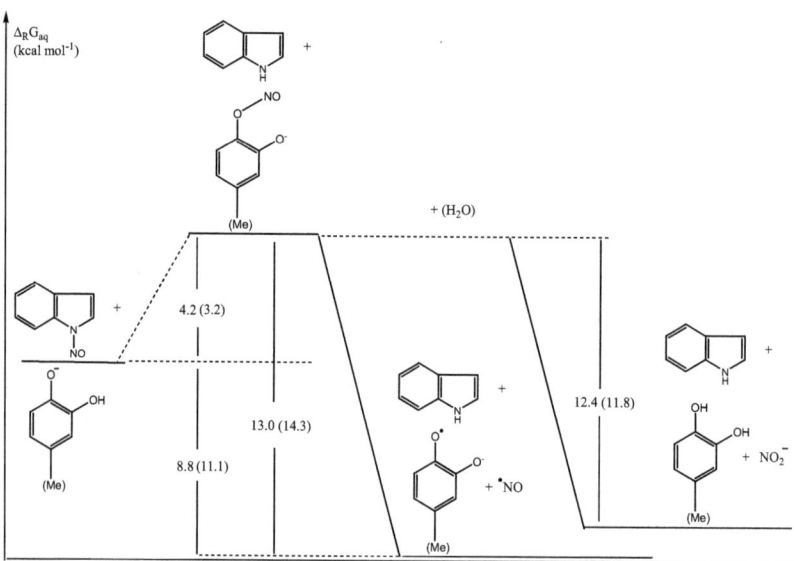

Schema 5: Freie Reaktionsenthalpie für die homolytischen Spaltung des O-Nitrosophenols im Vergleich zur Hydrolyse-Reaktion für die Reaktion von N-Nitrosoindol und Brenzkatechin bzw. 4-Methylbrenzkatechin

Für die Reaktion von Brenzkatechin bzw. der Catecholamine mit NANT wurde ein Einfluss von Sauerstoff sowohl in der Geschwindigkeit des NANT-Abbaus (Tab. 5) als auch im ESR bei der Entstehung des Brenzkatechinradikal-Anions (Abb. 20) festgestellt. Darin unterscheiden sich Brenzkatechin und die Catecholamine von Ascorbinsäure und Serotonin. Dieser Unterschied lässt

Diskussion

sich dadurch erklären, dass Brenzkatechin und die Catecholamine mit Stickstoffdioxid unter Bildung der entsprechenden Brenzkatechin- bzw. Catecholamin-Radikale reagieren (Rettori, Tang et al., 2002). Dadurch wird der Abbau von NANT unter Normoxie beschleunigt (Tab. 7 Nr. 23-24). Zu Beginn der Versuchsreihe sollte Brenzkatechin als Modellsubstanz für die Catecholamine dienen. Bei beiden Edukten wird NANT zu NAT unter NO-Freisetzung abgebaut (Abb. 42).

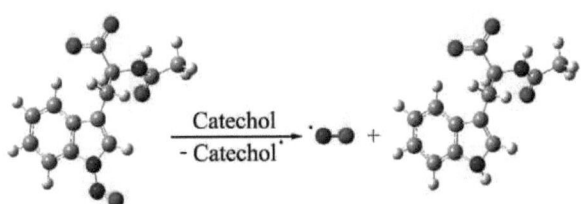

Abb. 42: Reaktion von NANT mit Brenzkatechin (Catechol) unter Bildung von NAT und Freisetzung von NO

Leider ist diese Übertragbarkeit im Detail nicht gegeben. Wie bereits erwähnt, wird die Homolyse des 4-Methyl-*O*-Nitrosobrenzkatechins favorisiert, wohingegen *O*-Nitroso-brenzkatechin eher eine Hydrolyse-Reaktion eingehen würde. Beide Reaktionen, sowohl die homolytische Spaltung als auch die Hydrolyse, finden in beiden Fällen in unterschiedlichem Ausmaß statt. Der größte Unterschied ist darin gegeben, dass in der Reaktion mit Adrenalin als Produkt Adrenochrom entsteht, welches dann wiederum mit NANT reagiert. Passend zur unterschiedlichen Kinetik in Abhängigkeit vom pH-Wert (Abb. 21) wird Adrenochrom eher bei alkalischem pH-Wert gebildet. In der Reaktion von NANT und Adrenochrom wird zwar NANT abgebaut, es wird jedoch kein NO gebildet. Dadurch verringert sich die NO-Freisetzung im alkalischen pH (Abb. 22), in dem zunehmend Adrenochrom gebildet wird und in Konkurrenz mit dem ursprünglichen Edukt Adrenalin um NANT tritt. Verkomplizierend kommt hinzu, dass die optische Dichte bei 335 nm durch Adrenochrom überlagert wird und die NANT-Konzentration nicht mehr eindeutig über die Extinktion bei 335 nm wiedergegeben werden kann. Die geschilderten Reaktionen von nitrosierten Tryptophan-Derivaten mit Brenzkatechin bzw. Catecholaminen und die Folgereaktionen werden in Schema 6 zusammenfassend dargestellt.

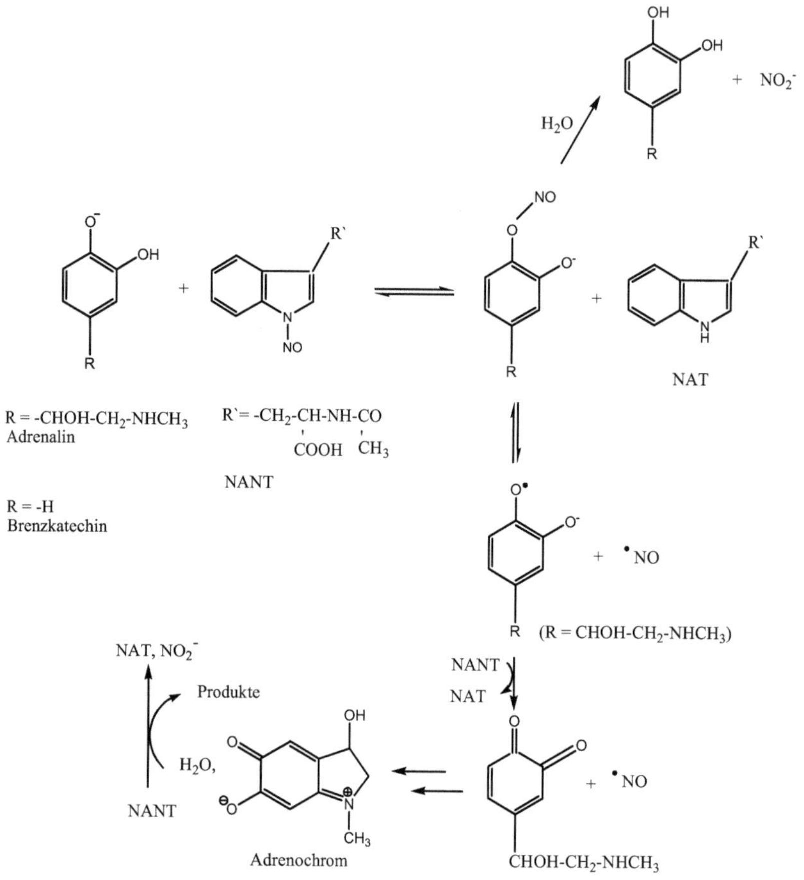

Diskussion

Schema 6: Reaktionsmechanismus für die Reaktion von *N*-nitrosierten Tryptophan-Derivaten am Beispiel von NANT mit Brenzkatechin bzw. Adrenalin als Stellvertreter für die Catecholamine

4.3 Perspektiven für eine mögliche physiologische Bedeutung

Es ist hervorzuheben, dass der Einfluss von Dehydro-Ascorbinsäure auf NO und der Einfluss des Ascorbylradikal-Anions auf die NO-Gleichgewichtskonzentration nicht bekannt gewesen sind. Das Ascorbylradikal-Anion ist in der Lage, sowohl NO aus nitrosierten Tryptophan-Derivaten freizusetzen, als auch selber NO wieder abzubauen. Damit kann Vitamin C über das Ascorbylradikal-Anion modulierend auf die NO-Konzentration einwirken.

Diskussion

Die neu beschriebenen Transnitrosierungreaktionen mit Vitamin C, Catecholaminen und Serotonin fördern das Verständnis für die Reaktivität von NO. Dieses gilt insbesondere nicht nur die Hauptreaktionen, sondern auch für die Nebenreaktionen. Es muss nun beachtet werden, dass Vitamin C modulierend auf die NO-Konzentration Einfluss nimmt. Vitamin C selber kann die NO-Produktion steigern, seine Hydrolyse-Produkte Dehydro-Ascorbinsäure und das Ascorbylradikal-Anion verringern jedoch die NO-Konzentration im Sinne eines Feedback-Mechanismus. So ist bekannt, dass das Ascorbylradikal-Anion unter Bedingungen des oxidativen Stresses vermehrt wird (Buettner, Jurkiewicz, 1993). Dadurch könnte das Ascorbylradikal-Anion stark erhöhte NO-Konzentrationen vermindern. Die Triggerung und Modifizierung von NO durch Ascorbinsäure wurde mittlerweile von anderen Arbeitsgruppen aufgegriffen. So zeigten Sibmooh et al. (Sibmooh, Piknova et al., 2008), dass in humanen Erythrozyten Dehydro-Ascorbinsäure eisen-nitrosyliertes Hämoglobin (HbNO) unter NO-Freisetzung oxidiert. Die Autoren vermuten dabei eine Kopplung des Ascorbinsäure-Zyklus mit dem HbNO/Nitrat-Zyklus und stellen die Vermutung auf, dass über diesen Mechanismus eine Transportfunktion von NO in Erythrozyten mit hormonartigen Eigenschaften gegeben sein könnte.

4.4 Perspektiven für eine mögliche pharmakologische Anwendung

Eine Transportform für NO mit hormonartiger, bedarfgerechter NO-Freisetzung interessiert insbesondere aufgrund der kurzen Halbwertszeit von NO *in vivo*. Nitroso-Thiole wurden u.a. von Noble et al. (Noble, Williams, 2001) als eine solche Transportform angesehen. Mittlerweile ist bekannt, dass *N*-Nitrosotryptophane eine größere Reaktionsmöglichkeit zur Freisetzung von NO besitzen als *S*-Nitrosothiole. In dieser Arbeit konnte gezeigt werden, dass physiologische Substanzen mit Hydroxylgruppen wie Vitamin C, Adrenalin und Serotonin aus *N*-Nitrosotryptophanen, nicht aber aus *S*-Nitrosothiolen NO freisetzen können. Interessanterweise konnte Zhang et al. (Zhang, Xu et al., 1996) zeigen, dass eine Vasodilatation von Aortenringen von Kaninchen durch das nitrosierte Dipeptid *N*-Nitroso-Gly-Trp erzielt werden kann. Diese Aortenringe waren mit 1 µM Phenylepinephrin vorbehandelt worden, so dass vermutet werden kann, dass auch in diesem Fall die Vasodilatation über eine NO-Freisetzung mittels Transnitrosierungsreaktion erfolgt ist. Harohalli et al. (Harohalli, Petersen et al., 2002) wiesen in humanem Albumin das Tryptophan an der Stelle 214 (Trp-214) als primären Nitrosierungsort nach, so dass auch Albumin als NO-Transporter denkbar wäre.

Diskussion

Die Vasodilatation durch NO über Adrenalin könnte bei Erkrankungen mit exzessiv hohen Catecholamin-Spiegeln, wie z.B. dem Phäochromozytom, aus pharmakologischer Sicht interessant sein. Diese Patienten entwickeln nicht selten lebensbedrohliche hypertensive Krisen (Brouwers, Lenders et al., 2003). Eine Therapieform ist derzeit die Gabe von Nitroprussid-Natrium, welches über die NO-Freisetzung zur Vasodilatation führt. Eine pharmakologische Substanz auf der Basis eines N-Nitrosotryptophan-Derivates hätte den Vorteil, sowohl NO als Vasodilatator freizusetzen, als auch Adrenalin abzubauen und würde damit eine duale Wirkung entfalten.

Auch ein weiteres Edukt mit aktivierter Hydroxylgruppe, Serotonin, nimmt eine wichtige Stellung in der Regulation des Gefäßtonus ein. In pinealektomierten Ratten ist interessanterweise durch Cunane et al. (Cunnane, Manku et al., 1980) eine stärkere Vasokonstriktion durch Serotonin nachgewiesen worden. Statt Melatonin als Antagonist für Serotonin wäre nach den oben geschilderten Experimenten der Einsatz von Nitrosomelatonin sinnvoller, da sowohl NO als auch Melatonin eine vasodilatative Wirkung besitzen und Serotonin in dieser Reaktion abgebaut wird. Insbesondere in pathologischen Zuständen wie dem Karzinoid mit Plasma-Serotoninkonzentrationen bis zu 7 µM (Kema, Meijer et al., 2001) würde vermutlich der Einsatz von Nitrosomelatonin eine Serotonin-senkende und vasodilatative Wirkung besitzen.

Nitrosomelatonin wurde durch Peyrot et al. (Peyrot, Grillon et al., 2005) Mäusen radioaktiv markiert intraperitoneal verabreicht. Bereits in den ersten Minuten nach Injektion konnte das radioaktiv markierte Melatonin in verschiedenen Organen nachgewiesen werden (6% in der Leber, 1% in der Lunge, 0,6% im Gehirn). Nitrosomelatonin wird folglich *in vivo* rasch abgebaut und ist in der Lage, die Blut-Hirn-Schranke zu überwinden. Ein Einsatz von Nitrosomelatonin als pharmakologische Substanz ist insbesondere bei hohen Adrenalin- oder Serotonin-Konzentrationen wie beim Phäochromozytom bzw. dem Karzinoid hypothetisch vorstellbar. Bisher wurden eher S-Nitrosothiole als Favoriten für einen pharmakologischen Einsatz als NO-Donor in Betracht gezogen (Al-Sa`doni, Ferro, 2005). In dieser Arbeit konnte gezeigt werden, dass auch N-Nitrosotryptophane ein solches Potenzial besitzen.

5 Zusammenfassung

Stickstoffmonoxid besitzt *in vivo* diverse Funktionen, z.B. als vasodilatative Substanz, als Neurotransmitter und ist u.a. in die Immunantwort von Makrophagen involviert. Durch seine kurze Halbwertszeit von ca. 2-3 Sekunden stellt sich die Frage nach möglichen Transport- oder Speicherformen bzw. alternativen NO-Freisetzungs-mechanismen. Eine solche Quelle könnten *N*-nitrosierte Tryptophan-Derivate darstellen, die unter physiologischen Bedingungen NO freisetzen können. Die NO-Freisetzung aus nitrosierten Tryptophan-Derivaten wurde am Beispiel von *N*-Acetyl-*N*-nitroso-tryptophan (NANT) und *N*-Nitrosomelatonin (NOMela) durch physiologische Substanzen mit aktivierten Hydroxylgruppen untersucht. Als wichtige Modellsubstanzen dafür dienten Ascorbinsäure (Vitamin C), Catecholamine (Adrenalin, Dopamin) sowie Serotonin und seine Derivate. Alle erwähnten Substanzen sind in der Lage, über eine Transnitrosierungsreaktion mit nitrosierten Tryptophan-Derivaten zu reagieren. In dieser Reaktion wird das nicht-nitrosierte Tryptophan-Derivat in stöchiometrsichen Konzentrationen gebildet. Als Intermediat entsteht ein kurzlebiges *O*-Arylnitrit, welches homolytisch in NO und das Arylradikal zerfällt. Alternativ kann über eine Hydrolyse-Reaktion Nitrit und ein Aryl-Anion gebildet werden.

Erschwerend kam für die Reaktion mit Adrenalin hinzu, dass das Produkt Adrenochrom selber mit nitrosierten Tryptophan-Derivaten weiterreagieren kann, jedoch ohne weitere NO-Freisetzung.

Zusätzlich stellte sich heraus, dass Vitamin C eine modulierende Wirkung auf die NO-Konzentration besitzt. Ascorbinsäure kann zu einer vermehrten NO-Freisetzung führen. Die Oxidations-Produkte der Ascorbinsäure, Dehydro-Ascorbinsäure und im Verlauf das Ascorbylradikal-Anion, verringern hingegen die NO-Konzentration.

Eine mögliche Anwendung dieser Reaktionen könnte im pharmakologischen Einsatz bestehen, der bereits für *S*-Nitrosothiole diskutiert wurde. Die beschriebenen Transnitrosierungsreaktionen sind jedoch für *N*-Nitrosotryptophane spezifisch und könnten insbesondere bei Erkrankungen mit erhöhten Catecholamin- und Serotonin-Spiegeln wie dem Phäochromozytom bzw. dem Karzinoid zu einer NO-Freisetzung mit Vasodilatation führen und gleichzeitig dem Abbau der erhöhten Hormonspiegel dienen.

6   Literaturverzeichnis

1. Alfassi, Z., Shoute, L. (1993): Temperature dependence of the self-decay rate constants of some phenoxyl radicals in aqueous solution. Int. J. Chem. Kinet. 25, 79-90
2. Al-Sa'doni, H.H., Ferro, A. (2005): Current status and future possibilities of nitric oxide-donor drugs: focus on S-nitrosothiols. Med. Chem. 5, 247-254
3. Akhter, S., Green, J. R., Root, P., Thatcher, G. J., Mutus, B. (2003): Peroxynitrite and NO^+ donors from colored nitrite adducts with sinapinic acid: potential applications. Nitric Oxide 8, 214-221
4. Barone, V., Cossi, M., Tomasi, J. (1997): A new definition of cavities for the computation of solvation free energies by the polarizable continuum model. J. Chem. Phys. 107, 3210-3221
5. Barone, V., Cossi, M. (1998): Quantum calculation of molecular energies and energy gradients in solution by a conductor solvent model. J. Phys. Chem. 102, 1995-2001
6. de Biase, P.M., Turjanski, A.G., Estrin, D.A., Doctorovich, F. (2005): Mechanism of NO release by N-nitrosomelatonin: nucleophilic attack versus reducing pathway. J. Org. Chem. 70, 5790-5798
7. Bonnett, R., Holleyhead, R. (1974): Reaction of tryptophan derivatives with nitrite. J. Chem. Soc. Perkin Trans. 1, 962-964
8. Bonnett, R., Nicolaidou, P. (1977): Nitrite and the environment. The nitrosation of α-amino acid derivatives. Heterocycles 7, 637-659
9. Brouwers, F.M., Lenders, J.W.M., Eisenhofer, G., Pacak, K. (2003): Pheochromo-cytoma as an endocrine emergency. Rev. Endocr. Metab. Disord. 4, 121-128
10. Brunton, T.L. (1867): On the use of the nitrite of amyl in angina pectoris. Lancet 2, 97-98
11. Buettner, G.R. (1988): In the absence of catalytic metals ascorbate does not autoxidize at pH 7: ascorbate as a test for catalytic metals. J. Biochem. Biophys. Meth. 16, 27-40
12. Buettner, G.R. (1993): The pecking order of free radicals and antioxidants: lipid peroxidation, α-tocopherol, and ascorbate. Arch. Biochem. Biophys. 300, 535-543
13. Buettner, G.R., Jurkiewicz, B.A. (1993): Ascorbate free-radical as a marker of oxidative stress - an EPR study. Free Radic. Biol. Med. 14, 49-55
14. Bunton, C.A., Dahn, H., Loewe, L. (1959): Oxidation of ascorbic acid and similar reductones by nitrous acid. Nature 183, 163-165

15. Chamulitrat, W. (1998): Nitric oxide inhibited peroxyl and alkoxyl radical formation with concomitant protection against oxidant injury in intestinal epithelial cells. Arch. Biochem. Biophys. 355, 206-214

16. Collste, P., Brismar, B., Alveryd, A., Bjorkhem, I., Hardstedt, C., Svensson, L., Ostman, J. (1986): The catecholamine concentration in central veins of hypertensive patients - an aid not without problems in locating phaeocromocytoma. Acta Chir. Scand., Suppl. 530, 67-71

17. Cunnane, S.C., Manku, M.S., Oka, M., Horrobin, D.F. (1980): Enhanced vascular reactivity to various vasoconstrictor agents following pinealectomy in the rat: role of melatonin. Can. J. Physiol. Pharmacol. 58, 287-293

18. Davis, J., Cooper, J.M. (2002): Electrochemical manipulation of localised pH: application to electroanalysis. J. Electroanal. Chem. 520, 3-17

19. Daveu, C., Servy, C., Dendane, M., Marin, P., Ducrocq, C. (1997): Oxidation and nitration of catecholamines by nitrogen oxides derived from nitric oxide. Nitric Oxide 1, 234-243

20. Duling, D.R. (1994): Simulation of multiple isotropic spin-trap EPR spectra. J. Magn. Reson. B. 104, 105-110

21. Fossey, J., Lefort, D., Sorba, J. (1995): Free Radicals in Organic Chemistry. Chichester: John WILEY & Sons; s. bes. S. 90-91

22. Furchgott, R.F., Zawadzki, J.V. (1980): The obligatory role of endothelial cells in the relaxation of arterial smooth muscle by ACh. Nature 288, 373-376

23. Goldstein, S., Czapski, G. (1996): Mechanism of the nitrosation of thiols and amines by oxygenated ·NO solutions: the nature of the nitrosating intermediates. J. Am. Chem. Soc. 118, 3419-3425

24. Gunther, M.R., Tschirret-Guth, R.A., Witkowska, H.E., Fann, Y.C., Barr, D.P., Ortiz de Montellano, P.R., Mason, R.P. (1998): Site-specific spin trapping of tyrosine radicals in the oxidation of metmyoglobin by hydrogen peroxide. Biochem. J. 330, 1293-1299

25. Harohalli, K., Petersen, C.E., Ha, C.-E., Feix, J.B., Bhagavan, N.V. (2002): Site-directed mutagenesis studies of human serum albumin define tryptophan at amino acid position 214 as the principial site for nitrosation. J. Biomed. Sci. 9, 47-58

26. Ignarro, L.J., Buga, J.M., Wood, K.S., Byrns, R.S., Chaudhuri, G. (1987): Endothelium-derived relaxing factor produced and released from artery and vein is nitric oxide. Proc. Natl. Acad. Sci. USA 84, 9265-9269

27. Jia, L., Bonaventura, C., Bonaventura, J., Stamler, J.S. (1996): *S*-nitroso-haemoglobin: a dynamic activity of blood involved in vascular control. Nature 380, 221-226

28. Jung, C.-H, Wells, W.W. (1998): Spontaneous conversion of L-dehydroascorbic acid to L-ascorbic acid and L-erythroascorbic acid. Arch. Biochem. Biophys. 355, 9-14

29. Katsuki, S., Arnold, W.P., Murad, F. (1977): Effect of sodium nitroprusside, nitroglycerin and sodium azide on levels of cyclic nucleotides and mechanical activitiy of various tissues. J. Cyclic Nucl. Res. 3, 239-247

30. Kema, I.P., Meijer, W.G., Meiborg, G., Ooms, B., Willemse, P.H.B., de Vries, E.G.E. (2001): Profiling of tryptophan-related plasma indoles in patients with carcinoid tumors by automated on-line, solid-phase extraction and HPLC with fluorescence detection. Clin. Chem. 47, 1811-1820

31. Kimoto, E., Terada, S., Yamaguchi, T. (1997): Analysis of ascorbic acid, dehydroascorbic acid, and transformation products by ion-pairing high-performance liquid chromatography with multiwavelength ultraviolet and electrochemical detection. Meth. Enzymol. 279, 3-12

32. Kirsch, M., Fuchs, A., de Groot, H. (2003): Regiospecific nitrosation of N-(terminal) blocked tryptophan derivatives by N_2O_3 at physiological pH. J. Biol. Chem. 278, 11931-11936

33. Kirsch, M., H. de Groot (2005): First insights into regiospecific transnitrosation reactions between tryptophan derivatives: melatonin as an effective target. J. Pineal Res. 38, 247-253

34. Kirsch, M., Korth, H-G. (2007): Generation, basic chemistry, and detection of N-nitrosotryptophan-derivatives. Org. Biomol. Chem. 5, 3889-3894

35. Kohout, F.C., Lampe, F.W. (1965): On the role of the nitroxyl molecule in the reaction of hydrogen atoms with nitric oxide. J. Am. Chem. Soc. 87, 5795-5796

36. Lancaster, J.R. (1994): Simulation of the diffusion and reaction of endogenously produced nitric oxide. Proc. Natl. Acad. Sci. USA 91, 8137-8141

37. Mahoney, L.R., Weiner, S.A. (1972): A mechanistic study of the dimerization of phenoxyl radicals. J. Am. Chem. Soc. 94, 585-590

38. Meineke, P., Rauen, U., de Groot, H., Korth, H.-G., Sustmann, R. (1999): Cheletropic traps for the fluorescence spectroscopic detection of nitric oxide (nitrogen monoxide) in biological systems. Chem. Eur. J. 5, 1738-1747

39. Meyer, T.A., Williams, D.L.H., Bonnett, R., Ooi, S.L. (1982): Denitrosation of N-acetyl-N-nitrosotryptophan in acid solution. J. Chem. Soc. Perkin Trans. 2, 1383-1387

40. Moncada, S., Palmer, R.M.J., Higgs, E.A. (1991): Nitric oxide: Physiology, pathophysiology, and pharmacology. Pharmacol. Rev. 43, 109-142

41. Müller, C., Korth, H.-G., de Groot, H., Kirsch, M. (2007): Reaction of vitamin E compounds with N-nitrosated tryptophan derivatives and its analytical use. Chem. Eur. J. 13, 7532-7542

42. Noble, D.R, Williams, D.L.H. (2001): Formation and reactions of S-nitroso proteins. J. Chem. Soc. Perkin Trans. 2, 13-17
43. Palmer, R.M.J., Ferrige, A.G., Moncada, S. (1987): Nitric oxide release accounts for the biological activity of endothelium-derived relaxing factor. Nature 327, 524-526
44. Palmer, R.M.J., Ashton, D.S., Moncada, S. (1988): Vascular endothelial cells synthesize nitric oxide from L-arginine. Nature 333, 664-666
45. Pamp, K., Bramey, T., Kirsch, M., de Groot, H., Petrat, F. (2005): NAD(H) enhances the Cu(II)-mediated inactivation of lactate dehydrogenase by increasing the accessibility of sulfhydryl groups. Free Radic. Res. 39, 31-40
46. Peyrot, F., Grillon, C., Vergely, L., Ducrocq, C (2005): Pharmacokinetics of 1-nitrosomelatonin and detection by EPR using iron dithiocarbamate in mice. Biochem. J. 387, 473-478
47. Rapport, M.M., Green, A.A., Page, I.H. (1948): Serum vasoconstrictor (serotonin). IV. isolation and characterization. J. Biol. Chem. 176, 1243-1251
48. Rettori, D., Tang, Y., Dias, L.C., Cadenas, E. (2002): Pathways of dopamine oxidation mediated by nitric oxide. Free Radic. Biol. Med. 33, 685-690
49. Sibmooh, N., Piknova, B., Rizzatti, F., Schechter, A.N. (2008): Oxidation of iron-nitrosyl-hemoglobin by dehydroascorbic acid releases nitric oxide to form nitrite in human erythrocytes. Biochemistry 47, 2989-2996
50. Sonnenschein, K., de Groot, H., Kirsch, M. (2004): Formation of S-nitrosothiols from regiospecific reaction of thiols with N-nitrosotryptophan-derivatives. J. Biol. Chem. 279, 45433-45440
51. Stamler, J.S., Jaraki, O., Osborne, J., Simon, D.I., Keaney, J., Vita, J., Singel, D., Valery, C.R., Loscalzo, J. (1992): Nitric oxide circulates in mammalian plasma primarily as an S-nitroso adduct of serum albumin. Proc. Natl. Acad. Sci. USA 89, 7674-7677
52. Taha, Z., Kiechle, F., Malinski, T. (1992): Oxidation of nitric oxide by oxygen in biological systems monitored by porphyrinic sensor. Biochem. Biophys. Res. Commun. 188, 734-739
53. Thomas, D.D., Liu, X., Kantrow, S.P., Lancaster, J.R. (2001): The biological lifetime of nitric oxide: implications for the perivascular dynamics of NO and O_2. Proc. Natl. Acad. Sci. USA 98, 355-360
54. Turjanski, A.G., Leonik, F., Estrin, D.A., Rosenstein, R.E., Doctorovich, F. (2000): Scavenging of NO by melatonin. J. Am. Chem. Soc. 122, 10468-10469

Literaturverzeichnis

55. Wang, X., Tanus-Santos, J.E., Reiter, C.D., Dejam, A., Shiva, S., Smith, R.D., Hogg, N., Gladwin, M.T. (2004): Biological activity of nitric oxide in the plasmatic compartment. Proc. Natl. Acad. Sci. USA 101, 11477-11482

56. Wood, J., Garthwaite, J. (1994): Models of the diffusional spread of nitric oxide: implications for neural nitric oxide signalling and its pharmacological properties. Neuropharmacology 33, 1235-1244

57. Zhang, Y.Y., Xu, A.-M., Nomen, M., Walsh, M., Keaney, J.F. Jr., Loscalzo, J. (1996): Nitrosation of tryptophan residue(s) in serum albumin and model dipeptides. J. Biol. Chem. 271, 14271-14279

58. Zweifler, A.J., Julius, S. (1982): Increased platelet catecholamine content in pheochromocytoma - a diagnostic-test in patients with elevated plasma-catecholamines. N. Eng. J. Med. 306, 890-894

7. Anhang

7.1 Abkürzungsverzeichnis

A	Absorption
ASC	Ascorbinsäure
B	magnetische Flussdichte (in Tesla)
DDTMAB	Dodecyltrimethylammoniumbromid
DHA	Dehydro-Ascorbinsäure
DMPO	5,5-Dimethyl-1-pyrolin-N-oxid
DMSO	Dimethylsulfoxid
DTPA	Diethylentriaminpenta-Essigsäure
ESR	Elektronenspin-Resonanz
f	Oszillatorfrequenz
FNOCT-4	fluoreszierender cheletroper NO-Fänger (fluorescent nitric oxide cheletropic trap)
GSNO	S-Nitrosoglutathion
h	Stunden
HIAA	5-Hydroxyindolessigsäure
HO-Trp	5-Hydroxytryptophan
5-HT	Serotonin (5-Hydroxytryptamin)
MAHMA/NO	(Z)-1-{N-methyl-N-[6-(N-methyl-ammoniohexyl)amino]} diazen-1-ium 1,2-diolat
min	Minuten
NANT	N-Acetyl-N-nitrosotryptophan
NAT	N-Acetyl-D,L-tryptophan
NMR	Kernspinresonanz-Spektroskopie (nuclear magnetic resonance)
NOMela	N-Nitrososmelatonin
PAPA/NO	(Z)-1-[N-(3-ammoniopropyl)-N-(n-propyl)amino]diazen-1-ium-1,2 diolat
s	Sekunden
SOD	Superoxiddismutase
SPE/NO	(Z)-1-{N-[3-aminopropyl]-N-[4-(3-aminopropylammonio)butyl]-amino}diazen-1-ium-1,2-diolat
TMS	Trimethylsilan
Tris	2-Amino-2-(hydroxymethyl)-1,3-propandiol
TTMAB	Trimethylammoniumbromid
XAN	Xanthurensäure

Anhang

7.2 Zusätzliche Schemata und Tabellen

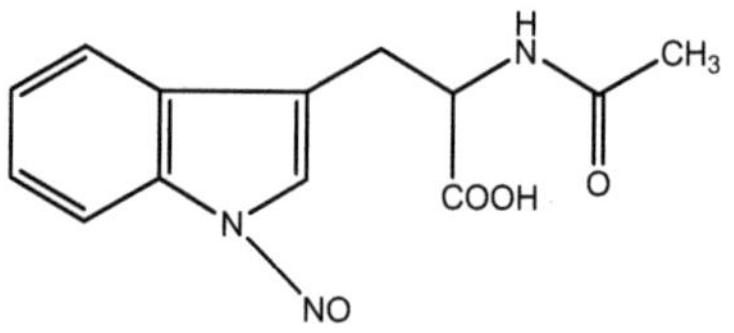

NANT: *E*-Konformer

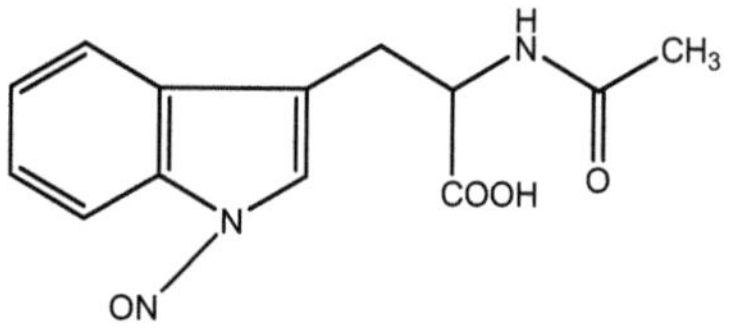

NANT: *Z*-Konformer

Schema 7: Darstellung des E- und des Z-Konformers von *N*-Acetyl-*N*-nitroso-tryptophan (NANT) als Ergänzung zur Tabelle 3

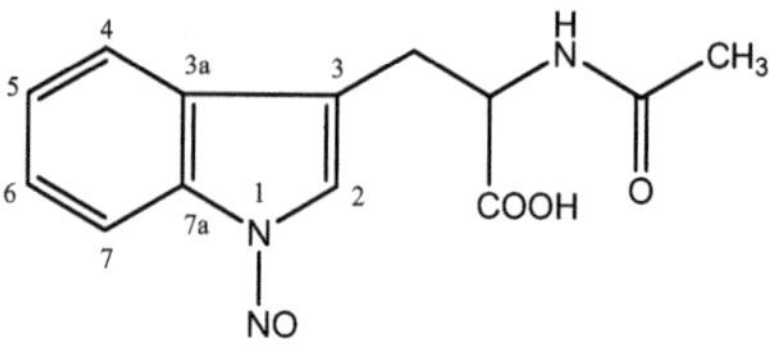

N-Acetyl-*N*-nitrosotryptophan (NANT)

Schema 8: Strukturformel von NANT mit Kennzeichnung der C-Atome im aromatischen Ring als Ergänzung zur Legende von Abb. 14

Anhang

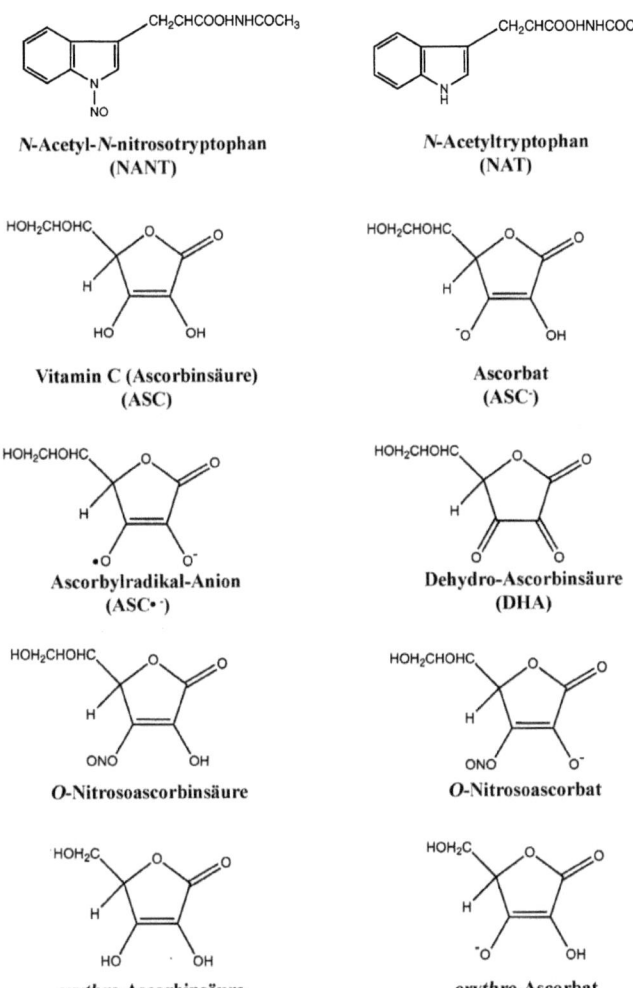

Schema 9: Strukturformeln zum Verständnis der Reaktion von NANT und Ascorbinsäure

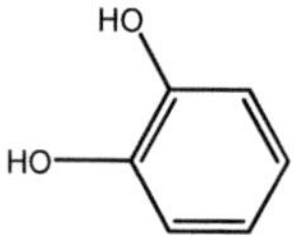

Anhang

Brenzkatechin

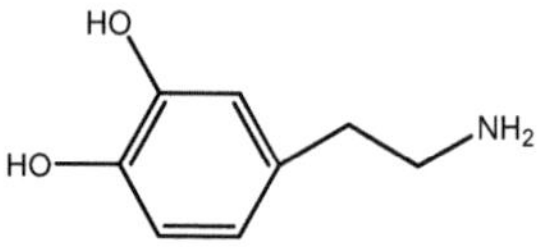

Dopamin

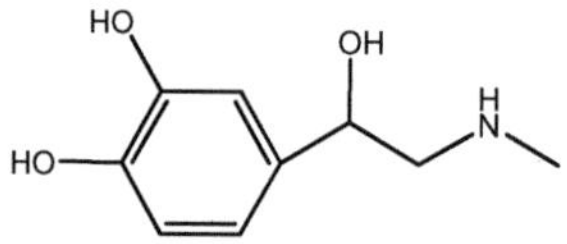

Adrenalin

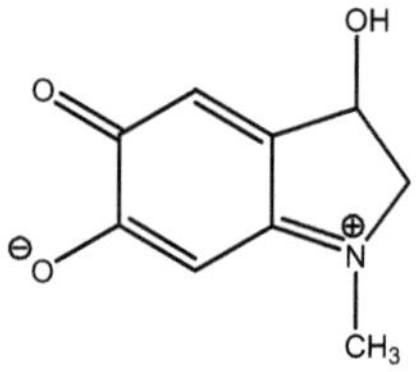

Adrenochrom

Schema 10: Strukturformeln zum Verständnis der Reaktion mit Adrenalin und seinen Derivaten

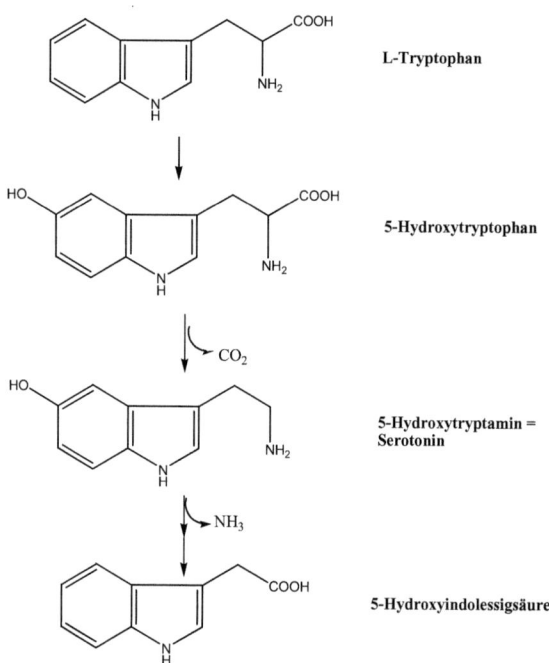

L-Tryptophan

5-Hydroxytryptophan

5-Hydroxytryptamin = Serotonin

5-Hydroxyindolessigsäure

Schema 11: Strukturformeln zum Verständnis der Reaktion mit Serotonin und seinen Derivaten

Anhang

Tab. 7: Quantenchemische Berechnungen mittels CBS-QB3 und Gaussian 03 (AM64L-G03RevC0.2) und Korrektur der Gibb'schen freien Energie in Wasser mit der gesonderten Methode CPCM-UAHF

Nr.	Reaktion	$\Delta_R G_{(g)}$	$\Delta_R G_{solv}$	$\Delta_R G_{(aq)}$
		[kcal mol^{-1}]		
1	(E)-Nitrosoindol + ASC$^-$ → (E)-Nitrosoindol$^{•-}$ + ASC$^{•}$	44,7	- 7,0	37,6
2	(Z)-Nitrosoindol + ASC$^-$ → (Z)-Nitrosoindol$^{•-}$ + ASC$^{•}$	45,3	- 6,7	38,6
3	ASC$^{•-}$ + $^{•}$NO → DHA + ^{3}NO$^-$	66,8	- 38,2	28,6
4	O-Nitrosoascorbat → DHA + ^{3}NO$^-$	50,4	- 40,2	10,2
5	O-Nitrosoascorbat → ASC$^{•-}$ + $^{•}$NO	- 15,4	- 2,0	- 17,5
6	O-Nitrosoascorbinsäure → DHA + HNO	3,6	- 8,9	- 5,3
7	O-Nitrosoascorbinsäure → ASC$^{•}$ + $^{•}$NO	- 6,0	- 0,9	- 6,9
8	O-Nitrosoascorbat + H$_2$O → ASC + NO$_2^-$	21,5	- 8,9	12,7
9	O-Nitrosoascorbat + H$_2$O → ASC$^-$ + HNO$_2$	- 2,5	- 0,9	- 3,4
10	O-Nitrosoascorbinsäure + H$_2$O → ASC + HNO$_2$	- 1,3	- 3,9	- 5,2
11	(E)-Nitrosoindol + ASC$^-$ → Indol + O-Nitrosoascorbat	9,9	- 2,5	7,3
12	(E)-Nitrosoindol + ASC$^-$ → Indol + ASC$^{•-}$ + $^{•}$NO	- 7,1	- 4,6	- 11,7
13	(E)-Nitrosoindol → Indol$^{•}$ + $^{•}$NO	15,5	- 1,8	13,7
14	Indol$^{•}$ + ASC$^-$ → Indol + ASC$^{•-}$	- 22,6	- 3,4	- 26,1
15	(E)-Nitrosoindol+ASC$^-$+ASC$^{•-}$→Indol+2ASC$^{•-}$+$^{•}$NO	- 7,1	- 4,6	- 11,7
16	(E)-Nitrosoindol + Cat → Indol + Nitrosocat	6,2	0,9	7,1
17	(Z)-Nitrosoindol + Cat → Indol + Nitrosocat	6,2	1,0	7,2
18	(E)-Nitrosoindol + Mecat → Indol + Nitrosomecat	5,8	1,0	6,8
19	Nitrosocat → Cat$^{•}$ + $^{•}$NO	0,4	0,4	0,8
20	Nitrosomecat → Mecat$^{•}$ + $^{•}$NO	- 0,8	- 0,4	- 0,4
21	Nitrosocat + H$_2$O → Cat + $trans$-HNO$_2$	1,2	- 5,5	- 4,3
22	Nitrosomecat + H$_2$O → Mecat + $trans$-HNO$_2$	1,6	- 5,6	- 4,0
23	(E)-Nitrosoindol + Cat$^{•}$ → Indol + $^{•}$NO + Cat$_{(ox)}$	- 1,7	- 11,9	- 13,6
24	(E)-Nitrosoindol + Mecat$^{•}$ → Indol + $^{•}$NO + Mecat$_{(ox)}$	- 1,8	- 11,7	- 13,5

$\Delta_R G_{(g)}$ = freie Reaktionsenthalpie (Gibb'sche freie Energie) für die Gas-Phase

$\Delta_R G_{solv}$ = Änderung der freien Reaktionsenthalpie (Gibb'sche freie Energie) durch die Berücksichtigung der Solvatisierungsenergie

Anhang

$\Delta_R G_{(aq)}$ = freie Enthalpie (Gibb'sche freie Energie) in Wasser
$\quad \Delta_R G_{(g)} + \Delta_R G_{solv}$

ASC^- = Ascorbylanion
$ASC^\bullet$ = Ascorbylradikal
$ASC^{\bullet-}$ = Ascorbylradikal-Anion
Cat = Catechol (Brenzkatechin)
$Cat^\bullet$ = Catecholradikal (Brenzkatechinradikal)
$Cat_{(ox)}$ = oxidiertes Brenzkatechin (Catechol-Dichinon)
DHA = Dehydro-Ascorbinsäure
Mecat = methyliertes Catechol
$Mecat^\bullet$ = Methylcatecholradikal
$Mecat_{(ox)}$ = oxidiertes Methylcatechol (Quinon des 4-Methylcatechols)

Danksagung

Bei Herrn Prof. Dr. med. Dr. rer. nat. Herbert de Groot möchte ich mich für die Unterstützung meiner Dissertation bedanken. Durch seine Motivation und Förderung meiner wissenschaftlichen Arbeit konnten die drei wissenschaftlichen Veröffentlichungen entstehen. Des Weiteren habe ich durch ihn und seine Mitarbeiter des Instituts für Physiologische Chemie der Universität Duisburg-Essen eine freundliche Aufnahme in die Abteilung und eine kollegiale Zusammenarbeit erfahren können.

Ganz besonderer Dank gilt Herrn Prof. Dr. rer. nat. Michael Kirsch für die Betreuung der Doktorarbeit. Neben seinen Anregungen und Vorschlägen bezüglich der Versuchsdurchführungen und interessanten Diskussionen zur Auswertung, unterstützte er mich in der Veröffentlichung der Ergebnisse in wissenschaftlichen Journalen.

Weiterhin möchte ich Herrn Dr. rer. nat. Hans-Gert Korth für seine Hilfe bei den ESR-Messungen sowie für die bereichernden Diskussionsbeiträge zur Auswertung danken. Herrn Dipl.-Ing. Heinz Bandmann danke ich für die Mithilfe bei den NMR-Messungen, die einen wesentlichen Beitrag zur Aufklärung der verschiedenen Reaktionsmechanismen hatten.

Ebenso möchte ich mich bei Frau Angela Wensing für die Einweisung in die Messintrumente und in die Auswertungssoftware sowie für die kompetente Hilfestellung bei technischen Schwierigkeiten im Laboratorium bedanken.

Letztlich bedanke ich mich für das IFORES-Stipendium, mit dem mich die Kommission für Forschung und wissenschaftlichen Nachwuchs im Auftrag der Medizinischen Fakultät der Universität Duisburg-Essen während meiner Dissertation unterstützte.

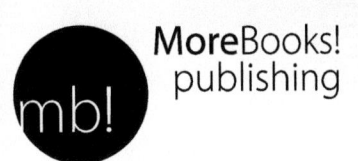
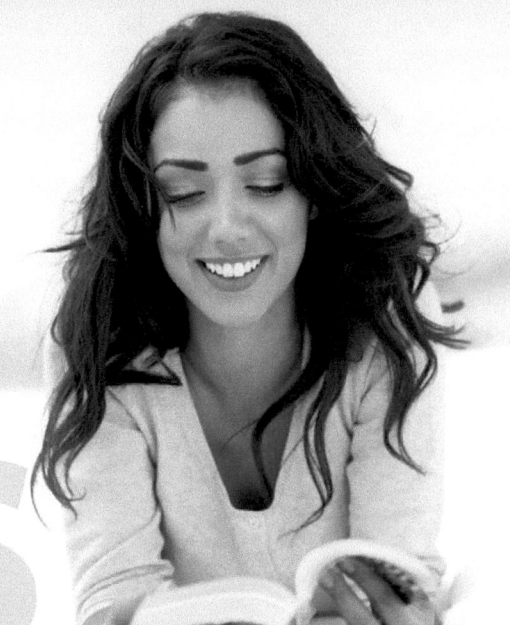

i want morebooks!

Buy your books fast and straightforward online - at one of world's fastest growing online book stores! Environmentally sound due to Print-on-Demand technologies.

Buy your books online at
www.get-morebooks.com

Kaufen Sie Ihre Bücher schnell und unkompliziert online – auf einer der am schnellsten wachsenden Buchhandelsplattformen weltweit! Dank Print-On-Demand umwelt- und ressourcenschonend produziert.

Bücher schneller online kaufen
www.morebooks.de

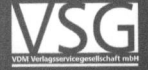 VDM Verlagsservicegesellschaft mbH
Heinrich-Böcking-Str. 6-8   Telefon: +49 681 3720 174   info@vdm-vsg.de
D - 66121 Saarbrücken   Telefax: +49 681 3720 1749   www.vdm-vsg.de

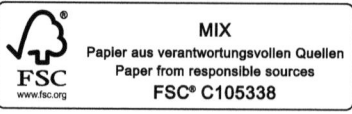

Printed by Books on Demand GmbH, Norderstedt / Germany